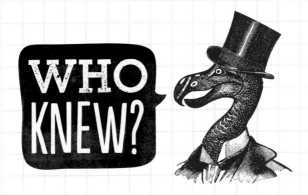

U0198626

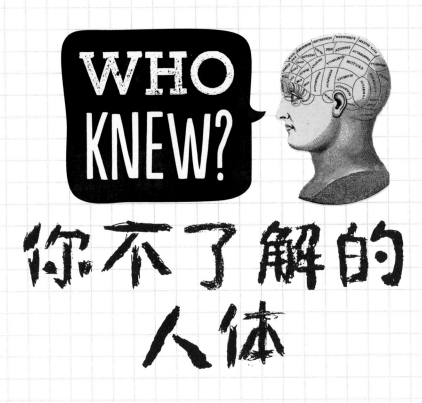

WHO KNEW?

你不了解的人体

[英] 索菲·柯林斯 编著

韦 丽 译

辽宁科学技术出版社

沈阳

©2023，辽宁科学技术出版社。
著作权合同登记号：第 06-2020-179 号。

图书在版编目（CIP）数据

你不了解的人体 /（英）索菲·柯林斯编著；韦丽译. — 沈阳：辽宁科学技术出版社，2023.5
ISBN 978-7-5591-2755-6

Ⅰ.①你… Ⅱ.①索… ②韦… Ⅲ.①人体生理学 Ⅳ.①R33

中国版本图书馆CIP数据核字（2022）第177202号

出版发行：辽宁科学技术出版社
　　　　　（地址：沈阳市和平区十一纬路25号　邮编：110003）
印 刷 者：凸版艺彩（东莞）印刷有限公司
经 销 者：各地新华书店
幅面尺寸：155mm×208mm
印　　张：14
字　　数：280千字
出版时间：2023年5月第1版
印刷时间：2023年5月第1次印刷
责任编辑：闻　通
封面设计：李　彤
版式设计：李天恩
责任校对：尹　昭　王春茹

书　　号：ISBN 978-7-5591-2755-6
定　　价：78.00元

联系电话：024-23284372
邮购热线：024-23284502
E-mail:605807453@qq.com

"人类最原始和最简单的情绪就是好奇。"

埃德蒙·伯克

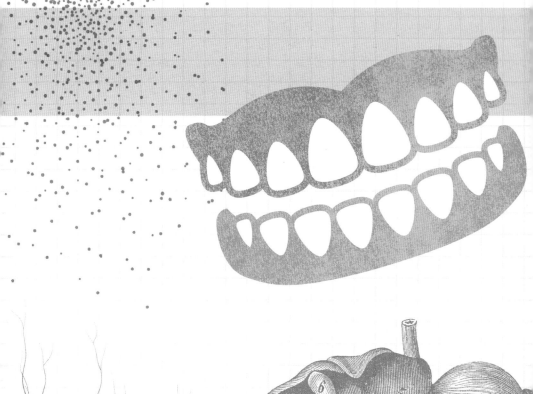
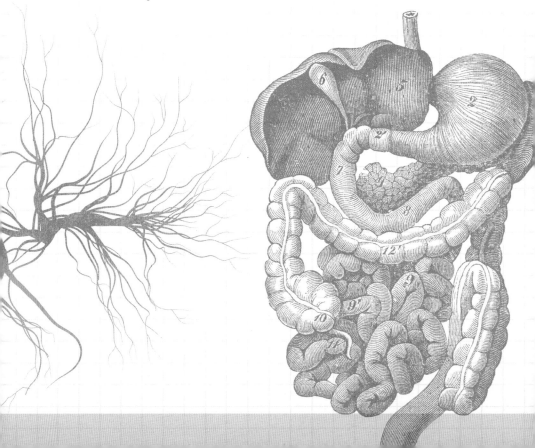

目　录

前　言

　　每个人都拥有属于自己的身体，但是人们对身体的了解有多少呢？我们的身体并没有附赠使用说明，即使经过长期使用也依然充满未知。本书另辟蹊径，列出了可能是大家最想知道、最感兴趣的人体奥秘，许许多多我们在某个时刻的突发奇想，都能在书中找到答案，比如，婴儿可以进行指纹鉴定吗？比如，恐惧真的能让人的头发变白吗？

　　本书共10个主题，将给大家带来一场视觉之旅，涵盖从生命伊始（出生及之前的故事）到人生落幕（死亡及其之后的事情），以及在生命过程中出现的各种精彩事件。我们可以了解到身体有多时尚（例如，身体能100%都文上文身吗？），可以知晓身体内部的诸多奥秘（例如，人的抑郁与肠道有关联吗？），还可以掌握一些意想不到的知识（例如，人类真的会自燃吗？）。跟随这场视觉之旅，我们可以收获各种人体趣闻，有的实用至极（例如，性爱能够缓解头痛，还是适得其反？），有的高深莫测（例如，人类灵魂的重量是多少？），每一小节都有趣又新鲜，保证大家读过本书之后，在与亲朋好友谈及人体知识时会大放异彩。

　　人体最神奇之处就是包罗万象，一幕幕与我们所处的大千世界何其相似：消化道就像拥挤的都市，无数细菌在潮湿又喧嚣的环境中蠢蠢欲动；循环系统就像狂野的美国西部，无论是病毒还是细菌，一

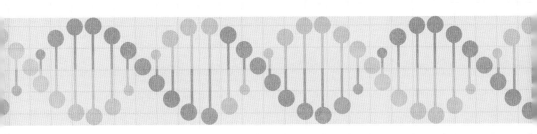

切入侵者都将被护卫突击队的"治安"细胞吞噬和摧毁。人类大脑的功率只有微不足道的12.6瓦，但是数以千亿的脑细胞突触不断地传递和反馈信息，可以确保人类可以一边走路一边交谈，甚至一边思考。可曾想过，当我们阅读本书时，我们的身体，这部无比珍贵和精密的仪器，正有条不紊地执行着它的功能，为我们排忧解难，而我们竟不曾察觉。

这就是我们的身体，充满了无穷奥秘。现在，让我们开始这场探索之旅吧！

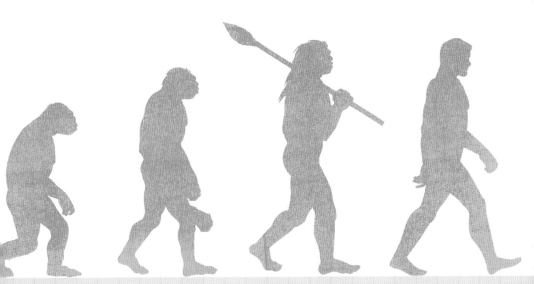

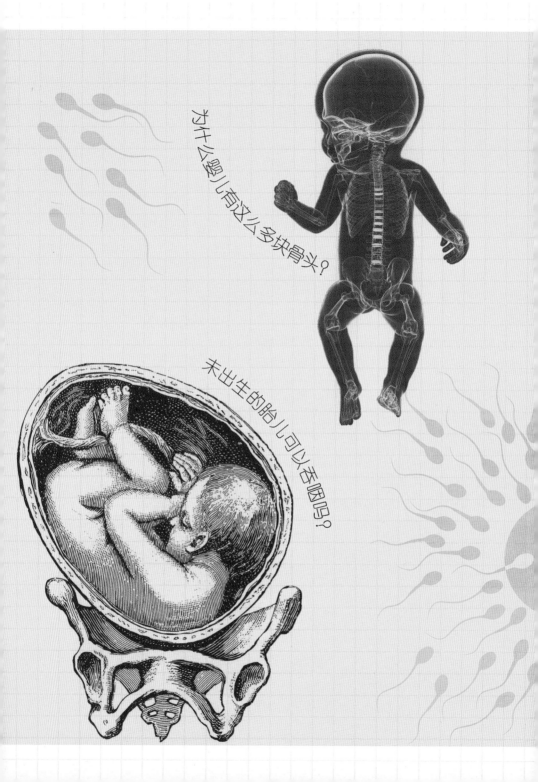

为什么婴儿有这么多块骨头？

未出生的胎儿可以吞咽吗？

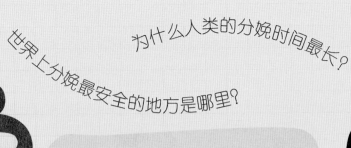

世界上分娩最安全的地方是哪里？

为什么人类的分娩时间最长？

人类的卵子有多大？

01
出生及之前
的故事

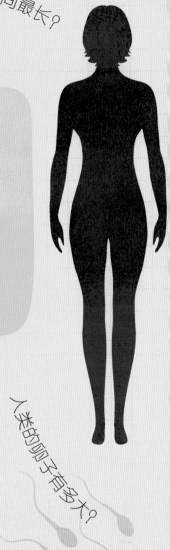

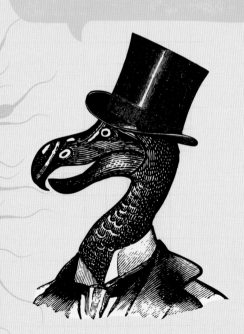

为什么胎儿的大小要用蔬菜及水果来表示?

成年人一般用体重来衡量身材,但是胎儿呢? 翻阅几乎所有的胎儿发育指南,从受精卵在子宫中分裂成两个细胞开始,到婴儿足月出生呱呱坠地,随着宝宝每周的发育,为什么人们会用不同的蔬菜及水果来表示宝宝的大小?

从芝麻到西瓜

由于胎儿在子宫中是蜷缩着的,因此在医学上,需要测量胎儿头部到臀部的长度,称为头臀长(CRL)。医生需要对比不同胎龄和头臀长来评估胎儿是否发育正常。但是,杂志或婴儿读物面向的是普通民众,如果使用这些

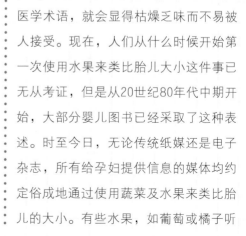

医学术语,就会显得枯燥乏味而不易被人接受。现在,人们从什么时候开始第一次使用水果来类比胎儿大小这件事已无从考证,但是从20世纪80年代中期开始,大部分婴儿图书已经采取了这种表述。时至今日,无论传统纸媒还是电子杂志,所有给孕妇提供信息的媒体均约定俗成地通过使用蔬菜及水果来类比胎儿的大小。有些水果,如葡萄或橘子听

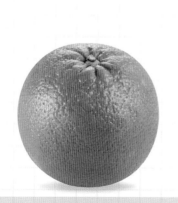

起来会令人愉悦；但有些水果，如菠萝会让人产生浑身带刺儿的联想，而椰子感觉代表了非常倔强。大多数人看到金橘或甘蓝都能想象出相应的画面，更不用说宝宝大小了。当孕期满40周时，听到胎儿现在类似于是一个"中等"大小的南瓜或西瓜时，准妈妈可能不会那么兴奋。

舒适的曲线形

尽管如此，蔬菜及水果和胎儿大小的对比图表似乎仍然存在。一些医生给出了这样的解释：蔬菜及水果大多是有益的，与健康的、有机的相关联，其主要呈曲线形状。目前，人们已经创建了一些替代的比较图表，但其中一些颇具讽刺意味，如将不同阶段的胎儿大小与智能手机或汉堡进行比较。没有哪一种对比图表能像蔬菜及水果这样深入人心，即使对最迫切的准妈妈来说，诞下一个"西瓜"可能会让她望而却步。

多吃水果可以提高智力吗?

与其说是"水果"出生了，不如说是更多水果进到了准妈妈的肚子里。艾伯塔大学在2016年进行的一项广泛研究得出结论，孕妇饮食中水果摄入量的增加似乎对婴儿智力提升有积极影响。每天吃大约六份水果的孕妇与一份不吃或很少吃水果的孕妇对比，前者生出的孩子在IQ测试中得分要比后者生出的孩子高六七分。

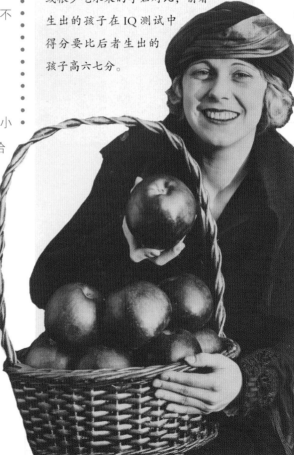

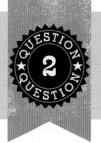

为什么婴儿有这么多块骨头?

你知道吗？小小的婴儿有300块骨头，比成年人要多得多。随着他们长大，骨头的数量将会减少，到成年时会变成206块。这是怎么回事呢？

骨与软骨

人类婴儿出生的过程就好像一粒葡萄被挤压出鼻孔。人类的分娩过程是所有哺乳动物中最长的。所以，为了婴儿顺利地通过母亲的产道，婴儿需要非常柔软。所以，婴儿的300块骨头并不是坚硬的骨头，而是300块软骨，软骨更加柔软，含有更多弹性物质。

成年人长骨的末端仍然保存着软骨层，用于缓冲关节。另外，在肋骨、耳朵、鼻子等区域还保留着软骨，其他大部分软骨会融合成更大的骨头。

骨的硬化

骨头硬化过程的专业术语是"软骨成骨"。成骨细胞形成骨头，逐渐代替软骨。婴儿时期的软骨骨骼为最终的骨骼形成提供了模板，但是软骨自身并不会变成骨头。成骨细胞需要的最关键的物质是充足的钙和帮助钙吸收的维生素D，这就是孕妇和哺乳期女性需要摄入大量钙的原因。出生后，婴儿通过母乳摄取钙。而幼儿和儿童无法像成人那样动用储存的钙质。

过程需要多久？

婴儿骨骼在相当长的一段时期内都非常柔韧，如果你观察过婴儿从爬到走的过程，你肯定会惊讶于婴儿骨骼的

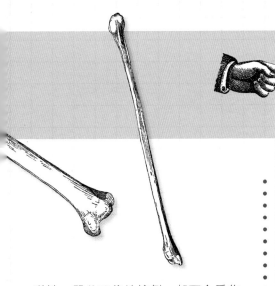

头颅的骨化

许多人都摸过婴儿的前囟门，也就是头顶部一个软软的点。摸起来软软的，这是因为构成婴儿颅骨的5块骨还没有融为一体，婴儿头骨还有一个柔软区域，也就是后囟门，位于头骨后方。虽然囟门在三岁左右都会闭合，但颅骨的骨板依然是靠柔软可变的骨缝连接的，直到7岁左右，大脑发育完全，颅骨才会最终融合成一个整块的骨头。

弹性。婴儿不停地摔倒，却不会受伤，就是因为这段时间婴儿的骨骼柔韧。坚硬的骨头并不是一次性形成的，这个过程非常漫长，直到二十几岁才能全部完成。甚至在成年之后骨骼还会发生变化，另外，骨骼可以承重并修补损伤。同时，骨骼也会进行自我保养，每年更新5%以上的骨质。

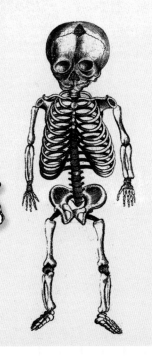

婴儿可以进行指纹鉴定吗?

婴儿唯一可以犯下的罪行就是偷走了父母的睡眠,但是,假设一下,婴儿是否和成人一样拥有独一无二的指纹呢?如果真的需要,可以通过指纹对婴儿进行身份识别吗?

独一无二

答案是可以。胎儿在子宫里6个月大的时候,指纹已经发育完全。胎儿在2~3个月时,指纹就开始了发育,到了3个月末,在指尖就已经形成了指垫。胎儿2个月大的时候,只有两层皮肤,里面的基底层和外面的表皮层。在2~3个月时,第三层皮肤开始形成,而发囊就位于这一层皮肤。第三层皮肤发育的速度并不是均匀一致的,因而会形成相应的皱褶。在子宫中,胎儿手指会触碰到包绕他的胎膜,从而受到压力。在皮肤发育产生的皱褶和皮肤受到的压力两者共同作用下,指纹就形成了。胎儿在子宫中的活动轨迹各不相同,他们的指纹就记录下了每个胎儿独一无二的活动印记。成人的指纹识别主要通过形状,包括旋涡纹、弓形纹、环形纹等。胎儿的指纹很浅很淡,但是形状已经与成年之后的指纹形状完全一样了。

十个小手指,十个小脚趾

也许你曾经设想过,按照电视剧或电影中上演过的警察办案时采用的方法,将婴儿的手指按一下印泥,再按到纸上,这样就可以获取婴儿的指纹,你

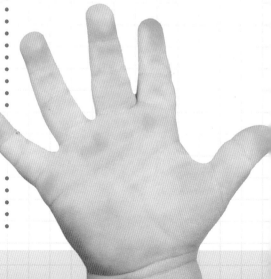

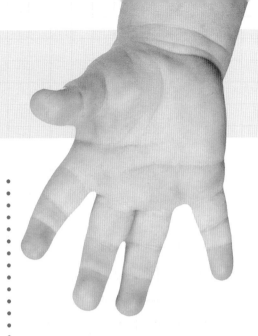

最好放弃这个念头。因为婴儿的指纹太浅了，不可能用这种原始的办法获取，我们需要使用专业的高分辨率的扫描仪，也许还需要用到额外的增强设备才能获取清晰准确的婴儿指纹（另外要说一下，婴儿的脚趾纹也是独一无二的，只是更加难以准确地获取）。

也许你想问，为什么要大费周章地获取婴儿的指纹呢？在美国，婴儿的生物信息库已经建立并关联，婴儿拥有完全的个人信息和数据，这样便可以避免抱错婴儿这种悲剧发生，还能够对婴儿丢失事件（很少，但不是没有）进行有效追踪，而不再需要进行DNA测试（相对慢而且昂贵）。

婴儿的指纹检测可靠吗？

目前，由计算机辅助的灵敏指纹扫描及鉴定的准确率并非百分之百。在对印度阿格拉6个月以上婴儿进行的大规模研究结果显示，指纹易于获取便于追踪（结果的准确率高于99%），而对小于1

个月的婴儿进行指纹获取并进行身份识别，准确率刚刚达到50%。目前的争论集中在对眼球的虹膜进行扫描是否既简单又可靠。

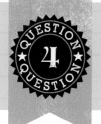

世界上分娩最安全的地方是哪里？

联合国儿童基金会2018年发布的一项研究指出，在2016年对世界上195个国家和地区进行婴儿出生情况的调查时发现，日本是世界上分娩最安全的地方，紧随其后的是冰岛和新加坡。

最佳和最差

在过去的20年，对于5岁以下的儿童而言，这个世界已经安全多了，但是对于新生儿或者产妇仍然面临很大的风险。

在日本，1个月内新生儿的死亡率低于1/1000，而在巴基斯坦，每22个新生儿中就有1个死亡。联合国儿童基金会的数据显示，新生儿死亡率高的国家一般都比较贫穷，教育和医疗资源都很匮乏，而且经常战火连天或政治动荡。阿富汗、索马里和中非共和国也位列最差榜单，仅在巴基斯坦之上。

然而，放眼全球，高收入的国家例如英国、美国也没有什么值得炫耀的。根据联合国儿童基金会的数据，英国位列第三十名，在分娩过程中每3800个婴儿中就有1个死亡。分娩安全的国家一般都有健全的围产期社会机构，有政府补助的健康服务机构，还有人均拥有较多的健康从业人员。婴儿出生医疗和照顾服务支出在GDP中的占比对新

荣誉徽章

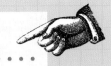

日本不仅分娩最安全，而且还是为孕妇和新妈妈提供最多附加福利的地方。孕妇在第一次体检时会得到一个特殊的徽章，要求其他人在排队时优先考虑她们，并把地铁座位让给她们。出生后，新父母可以获得高达42万日元（约2万元人民币）的一次性补助。稍显遗憾的是，在日本一般的分娩过程中疼痛缓解并没有被广泛使用，许多医院甚至没有提供硬膜外的选择。但对备孕时孕妇体重增加的监测非常密切，总增重不超过22磅（约10千克）被视为可接受。分娩后，大多数新妈妈会和新生儿一起待在医院里至少5天进行后续处理，如果是剖宫产，时间会更长。

生儿死亡率的影响并没有人们想象得那么高。美国支出占GDP的16.6%，日本略低于11%，英国还不到10%。在某些情况下，高科技手段的干预会增高新生儿死亡率，而不是起到正面作用。

民间智慧

每个国家都有独有的给予产妇的建议和关于分娩的风俗习惯。在日本，准妈妈会被嘱咐注意腹部和脚踝的保暖，以免胎儿着凉。而在印度南部，妇女们要在产后不久尽可能地恢复到之前的体重，以尽可能排出妊娠期间体内的有毒液体。整体而言，现在的年轻妈妈们仍然被长辈们的烦琐规矩所包围着。

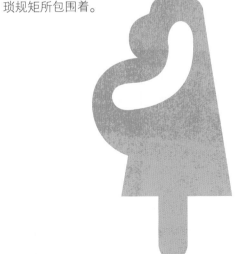

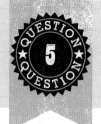

未出生的胎儿可以吞咽吗？

即使在子宫里，小宝宝也有许多方法自娱自乐或者刷一下存在感。小宝宝可以踢，可以翻筋斗，可以打嗝，可以哭，还可以吮吸自己的大拇指。除此之外，小宝宝还会做什么？会吞咽吗？

有洁癖者不宜

在生命最开始的前11周，胎儿的嘴（当然此时根本无法分辨出这里是嘴）上覆盖着一层细胞，我们称之为口咽膜。口咽膜覆盖着嘴的区域，也许意味着这一阶段正在发育的胎儿还没有形成嘴。到12周左右，口咽膜逐渐断裂，胎儿的吞咽反射开始形成了。

胎儿这时候已经可以开始排尿了，肾脏功能在胎儿8周左右开始发育，到16周左右就已经发育成熟。由于胎儿的活动范围仅限于羊膜囊内的羊水，如果胎儿开始吞咽和排尿，那么胎儿所吞咽的大部分羊水会作为尿液排出。

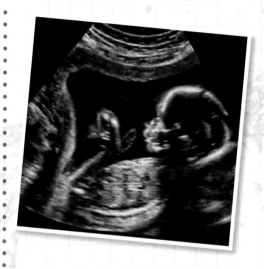

胎儿生活在什么之中？

在妊娠初期，羊膜囊里的液体由水和一小部分盐构成。随着时间的推移，胎儿不断成长，吞咽能力不断加强，排尿随之增多。慢慢地，羊膜囊里的液体就变成了胎儿的尿液。

在妊娠期间，医生要定期检查羊水量多少。胎儿一旦开始吞咽羊水，就要确保可以正常地排出尿液，这样才能保证胎儿出生后肾脏功能是正常的。胎儿不断长大，被尿液环绕并在尿液中游弋，但是胎儿的尿液跟成人的尿液并不相同，甚至与儿童的也不同。胎儿的尿液比较淡而且不含尿酸（尿酸就是使尿液有酸臭味和氨味的物质，其仍通过胎盘代谢）。

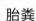

胎粪

值得庆幸的是，在胎儿出生之前肠道不会蠕动。胎儿第一次排便会排出胎粪——在胎儿消化道内聚集的浓稠黏性的物质；还会排出一些通过排尿无法排出体外的物质，比如死亡的细胞、头发、黏液等。

如果胎儿在子宫内排出固态的物质（大概有13%的胎儿会这样），那么会威胁到胎儿的安全。如果胎儿吞咽了有形的胎粪，会导致窒息或者造成肠梗阻。因而，胎粪通常会在胎儿肠道内贮存，形成黏黏的、脏脏的一大堆（但是至少没有恶臭，几乎没有味道），出生后不久就会排出，到时换尿不湿的人肯定会大吃一惊。

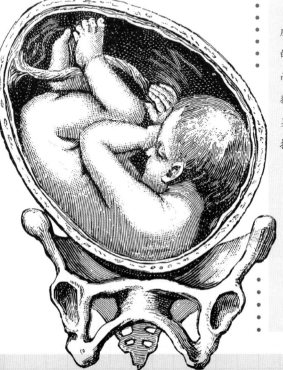

为什么人类的分娩时间最长？

据说，至少人类这么认为，人类的分娩过程是最痛苦的。造成分娩如此痛苦的原因是婴儿大大的脑袋要通过母亲狭窄的髋部。

如果他们会说话

直立行走使得人类进化出了复杂弯曲的产道，而我们的近亲猩猩的产道就比较短而且直。人类的产程需要10~20小时，而其他灵长类动物的产程平均只有2小时。相比之下，人类的产程是最长的，这是因为胎儿的头围大，需要子宫口扩张到足够大，胎儿才能顺利娩出。

没有人会质疑将分娩过程称作"生产"，一项对于其他哺乳动物生产的研究显示，其他哺乳动物的分娩过程没有人类分娩那样痛苦。当然，大多数哺乳动物在分娩时也会有不适，也会伴有疼痛。当然，有些哺乳动物的生产过程确实相对容易一些，如母猪一次可以生一窝或一打小猪崽，但是这些幼仔都很小，体重大概仅为母体体重的1/500。所以说，将其他哺乳动物的分娩过程描述为宝宝从产道滑出，这一说法非常客观。鲸和其他鲸目动物则获益于天然的水中生产，水的浮力可以支撑鲸妈妈使生产顺利进行。

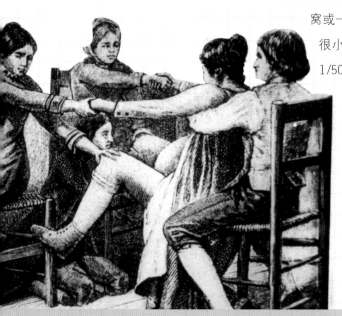

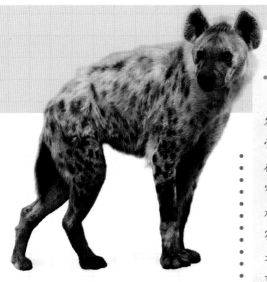

一直以来，人们都认为胎儿在生长发育过程中，当头长到有可能无法适应骨盆大小的时候就会停止生长，毕竟在进化过程中，人类骨盆变得相对狭窄，这样才能保证双腿正常地快速行走。到了2012年，新理论被正式提出。霍莉·邓斯沃斯是一位来自罗得岛州大学的人类学家，她认为，女性的骨盆可以在不影响活动和功能的前提下变宽。她进而提出假设，人类在某一时刻就要分娩出胎儿是因为母亲无法再为胎儿提供充足的营养，胎儿出生后可以更方便及更容易地获取充足食物。

最坏的情况

但是，有一种哺乳动物毫无疑义是分娩最痛苦的物种，它们就是斑点土狼。这个物种的最大特点就是子宫中幼仔含有超高水平的雄激素，无论是雄性幼仔还是雌性幼仔。这样，无论是雌性幼仔还是雄性幼仔都有一个看上去像阴茎的器官，当然雌性幼仔的实际上是一个狭长的管子形状的阴蒂，以后雌性幼仔将经由这里进行分娩。

斑点土狼的生产过程非常痛苦，初次生产的斑点土狼需要克服很大困难才能分娩出幼仔。幼仔在雄激素的作用下仿佛自带涡轮增压发动机一样精力旺盛，往往出生不久就开始互相争斗。

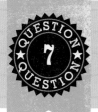

人类的卵子有多大？

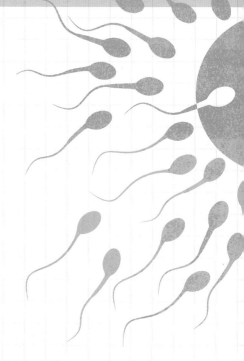

与人体内的其他细胞相比，卵子是巨大的。当然，这是仅从细胞的角度而言的，因为任何事物总是主观的。卵子直径约为1/10毫米，肉眼刚好可以观察到，当然需要仔细观察。但是对于细胞来说，卵子就是超级巨兽，至少是人类精子的16倍大，是血细胞平均大小的4倍。

积蓄力量

为什么卵子需要长这么大？毕竟，每个精子携带的染色体数量跟卵子细胞核里携带的染色体数量相同。由此可见，染色体并不需要占用太大空间。与鸡蛋不同的是，鸡蛋中的蛋黄占据了大部分空间，而蛋黄肩负着喂养发育中的小鸡的任务，然而人类的卵子却不需要贮存大量食物。人类的卵子仅仅需要一点营养物质，在受精卵在子宫着床后，母体就会通过脐带提供营养。那么卵子里有什么其他物质吗？

开始工作

一旦卵子与精子结合，就会形成受精卵，虽然仍是单个细胞，但两个个体紧密地联系在一起，这个最初形成的受精卵最终会发育成为一个全新的生命。目前，仍然有更多关于卵泡破裂的研究有待攻克，但科学家已经掌握了许多相关知识，这些知识涉及卵子成为受精卵后所有迫切需要完成的工作。目前，已

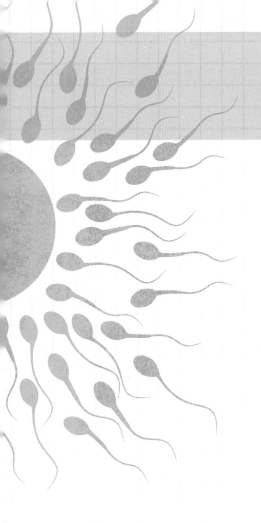

令，确保各细胞在胚胎生长发育过程中各司其职。

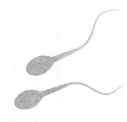

终生所需

你也许听说过，当一个女宝宝出生时，她这一生所要排出的卵子就已经在体内成型了。但是这一观点需要更新了，科学家最新研究发现，在女性的卵巢中存在之前未发现的干细胞，有可能在女性的生育期内产生新的卵子。考虑到青年育龄男子每天可以产生3亿个精子，而每次射精可以排出大约10亿个精子，这可能是一个小小的平衡策略。

知受精卵中含有大量的核糖核酸（RNA）以及大量的线粒体（通常被称作细胞的能量库，可以将原料转化成化学能）。线粒体可以利用氧气和营养物质合成能量以供给受精卵，而RNA就是启动受精卵发育的指引者。RNA将卵子和精子的细胞核融合在一起，卵子受精后，RNA帮助启动细胞的分裂，并且向细胞传递指

为什么孕妇的脚会变大？

孕妇的脚变大也许看上去没什么好惊讶的，毕竟在怀孕期间身体的很多部位都变大了。但是，是什么造成了怀孕期间的双脚肿胀和怀孕后双脚永久性变大了呢？

令人放松的松弛素

传统观念认为，孕妇双脚变大是由于激素的作用。松弛素可以放松肌肉、韧带，松弛宫颈，提高骨盆的柔韧度，以便进行分娩。提高的松弛素水平同时也会作用于骨盆以外的关节。人类的每只脚有26块骨头、33个关节以及大量韧带，是松弛素发挥作用的绝佳对象。然而，怀孕期间的水潴留（水肿）也可以导致脚和脚踝的肿胀，因此，很难确定究竟是哪一个原因造成了双脚变大。

其他可能的原因还有怀孕期间孕妇体重超于寻常地增加，导致脚的负担加重，因此，为了保持平衡双脚就需要变大。

一位新妈妈只有在产后仍然需要穿大尺码鞋子时，才会真切地意识到双脚增大。

会增大多少？

怀孕期间双脚最多会增大一个码，同时，足弓会稍微变得扁平一些。虽然目前还尚无定论，但是大约1/4的孕妇会出现脚变大的情况。这对于那些想要生很多宝宝的女性以及那些双脚已经增大的女性来说一定是一种宽慰。

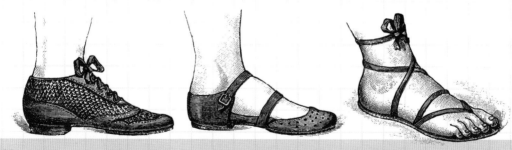

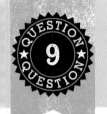

出生的月份跟以后在学校的表现有关系吗?

儿歌里唱道:"星期一的孩子有一张美丽的脸。"实际上,是出生的月份而不是日期影响着孩子今后在学校的表现。如果真是这样,那是为什么呢?

夏季宝宝,冬季宝宝

学校的学年是从每年9月开始的,因此8月出生的宝宝是班里最小的,而9月出生的宝宝要等到下一年,成为班里最大的孩子,从理论上说能更加适应学校的教学。

另一个观点认为,秋季或冬季出生的孩子无论是身体还是精神都更加茁壮,因为他们的母亲在春季或夏季怀孕,孕期可以享受更好的气候、更多的阳光以及更多新鲜的、有营养的食物。

占得先机

以上那些结论都通过研究得到证实了吗?有的证实了,有的还未证实。

就上学而言,看上去确实是年纪稍大一些的小朋友要比那些年纪稍微小一些的小朋友占得先机,因为年龄稍大一些的小朋友其大脑发育也相应地完全一些,因此也更容易集中精力,这种能力随着年龄增长而提高。2013年,英国政府进行的一项研究表明,8月出生的孩子将来考入大学的概率要比9月出生的孩子少2%,确实存在差异,当然差异并不大。在体育方面,另一项研究表明,9月、10月、11月出生的孩子将来被职业体育学院选中的概率要比6月、7月和8月出生的孩子高3倍多。

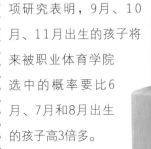
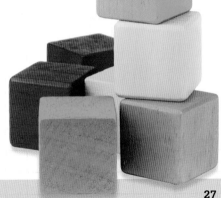

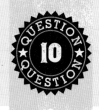

第一例剖宫产是什么时候进行的？

你也许听过，在希腊神话中，太阳神阿波罗从科洛尼斯的尸体中取出了他的儿子阿斯克勒庇俄斯，这个神话传说是关于剖宫产的最早记录。阿斯克勒庇俄斯就是之后的医学之神。

故事及其背后的事情

Suda，大概写于10世纪下半叶的古代世界百科全书，将剖宫产的由来归结于尤利乌斯·恺撒的诞生，书中说："当他的母亲在怀孕第九个月死去时，人们将她的身体剖开。"据说罗马语中"恺撒"就是剖开的意思，也许是参照了拉丁语*caedere*，意思就是剖开。尤利乌斯·恺撒的母亲在他成年以后还健在，因此这个词的出处有些令人疑惑。

这个手术也许是根据另外一个恺撒命名的，在古罗马时代，这不是一个少见的名字。

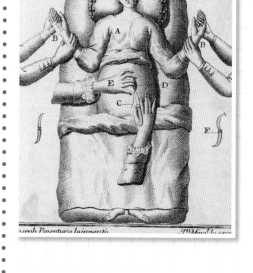

从猪到人

第一例母子平安的剖宫产记录是在1500年的瑞士。在至少13个接生婆失败之后，雅各布·努费尔切开了妻子的腹部并取出婴儿（然后又缝上了妻子的腹部）。他的职业是劁猪，不算光彩，但是他由此掌握了一些粗浅的解剖学知识。不管是什么原因，他成功了。后来，他的妻子又生了5个孩子。

OINK

出生及之前的故事

从出生开始，人类就以惊人的速度获取知识。现在你已经长大了，那么通过回答下面的问题来检测一下你从本章中学到多少知识吧。

问题

1. 测量胎儿的大小时，CRL 代表什么？

2. 新生儿的骨头比成年人多多少块？

3. 新生儿的指纹是独一无二的吗？

4. 人类卵子是精子大小的两倍，这个说法是对还是错？

5. 斑点土狼分娩时会出现什么可怕的情况？

6. 松弛素是帮助人入睡的激素，这种说法是对还是错？

7. 据说第一例剖宫产是由一位希腊神祇完成的，请问是哪一位？

8. 日本医院会为每个待产孕妇发放一个特殊的徽章，这是用来做什么的？

9. 胎粪是什么？

10. 婴儿在哪个月份出生，在上学时更占优势，八月还是九月？

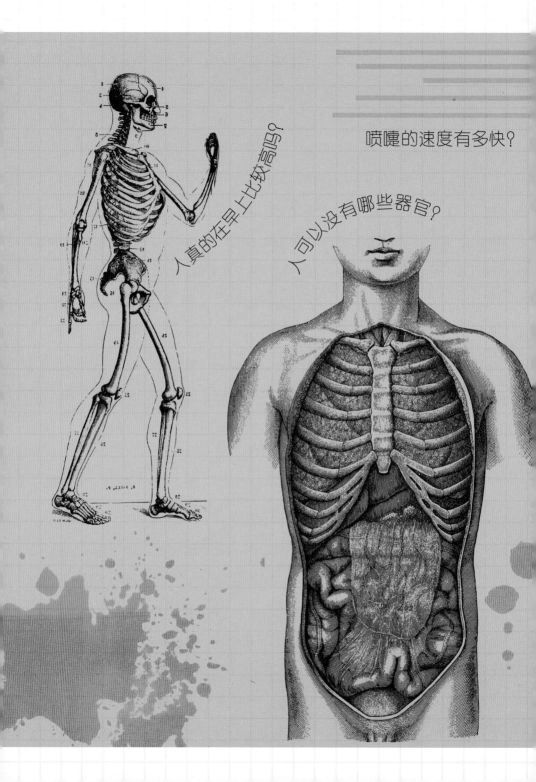

02
最快、最大、最长、最强

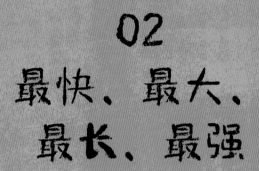

人的一生可以产生多少血液、汗液和泪水？

人体内的管道有多长？

喷嚏的速度有多快?

俗话说，打喷嚏和咳嗽传播疾病，这种说法是有道理的。喷嚏的巨大推力可以使人体内的病原体扩散到外部环境。那么，日常所见的一声"阿嚏"蕴藏着多大能量呢?

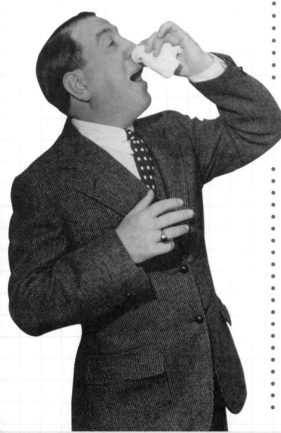

比子弹还要快吗?

并非如此! 一颗子弹以大约1700英里/时（约为2736千米/时）的速度射出。但是，如果有东西堵住了鼻黏膜，一个喷嚏可以产生巨大的推力排出异物，并对口腔产生巨大的气流冲击。在已有的科学记录中， 最快的喷嚏速度可达102英里/时（约为164千米/时），虽然比子弹慢得多，但却是人体所能产生的最快的驱动力量〔即使最快的咳嗽气流上升也只有60英里/时（约为97千米/时）〕。2010年6月，美国电视节目《流言终结者》进行了一项现场测试，得出的结论是，平均喷嚏速度为37英里/时（约60千米/时）左右——仍然相当快。

愿上帝保佑你!

当你发现喷嚏可以传播病原体的

时候，你就不会再同情那些打喷嚏的人了。2014年，在麻省理工学院的土木与环境工程系进行的一项研究，揭示了令人震惊的真相。一个喷嚏——也可以称为"多相湍流浮力气泡"这个拗口的名称——不仅会向打喷嚏者的周围扩散大量的液体液滴，还会产生成千上万个更小的肉眼看不见的潮湿气体颗粒。

喷嚏能喷多远？

飘浮的气泡，含有多达10万个细菌，可以飘浮到8m以上。更糟糕的是，它所含的病原体可以在空气中存活10分钟。也许最糟糕的是，微小的潮湿气体颗粒倾向于向上移动到天花板上，而大多数建筑（学校、办公室、医院）都在天花板处为通风系统设置管道。这意味着，一个强劲的喷嚏可能会影响到更远的人，而不仅仅是附近的人。

打喷嚏礼仪

所以，如果你感觉要打喷嚏了，捂

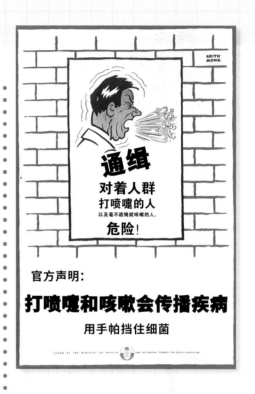

住嘴要比其他措施重要。但不能用手捂住嘴，除非你随时携带着一包消毒湿巾可以擦拭捂完嘴的手，否则之后用手触摸周围的表面时就有可能传播更多的病原体。如果没有消毒湿巾，另一项研究表明，最好的做法是用你的肘内侧去挡住喷嚏，因为这是身体中最不可能接触到其他表面的部位。

人可以没有哪些器官？

我们都知道有人把阑尾切除了（人们可能会觉得这是一种解脱，患上阑尾炎是出了名的疼，而且阑尾是一个没有已知功能的器官），那么人类还可以没有哪些器官呢？

可以被替代的器官

人可以失去一个肾脏，如果另一个功能正常的话，没有太多问题。剩下的肾脏将尽最大努力从事代偿工作，当然，你也可以通过健康饮食和杜绝酒精来协助肾脏更好地完成工作。肺也是如此。通常情况下，一个人只能使用大约70%的潜在肺活量。所以，失去一个肺并不意味着将失去全部肺活量的一半，尽管剩余的肺将不得不更努力地工作来补偿缺失。

另外，你也可以在没有子宫（女性）或睾丸（男性）的情况下存活，只是你将不可能再有孩子。再者，即便没有一个完整的消化系统，即没有胃或没有结肠，人类也有可能生存下去，尽管

会有些许不适或不便。

切除脾会增加感染的概率，因为脾是人体免疫系统的一部分。如果胆囊必须被摘除，人就无法储存额外的胆汁以帮助消化脂肪，所以你必须避免食用脂肪含量过多的食物。失去所有甚至

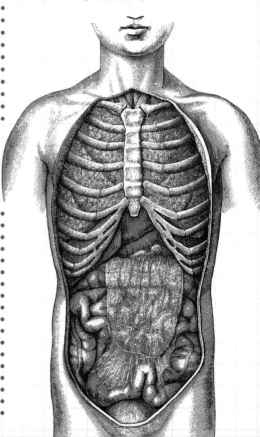

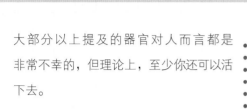

大部分以上提及的器官对人而言都是非常不幸的，但理论上，至少你还可以活下去。

一半的大脑

你也许会比较平静地接受切除胆囊的建议，但是，如果有人建议你切除一大块大脑呢？那当然很难接受。然而，通过一种叫作大脑半球切除术的手术可以切除大脑的一个半球，术后患者只剩下一半大脑依然可以存活数年。

1928年，在马里兰的约翰·霍普金斯大学进行了第一次大脑半球切除术，该手术后来成为那里的一个专长。这是没有其他办法才会选择的手术，通常针对饱受病痛折磨、日常生活无法维持的癫痫患者，而且绝大多数接受这项手术的患者都是年幼的孩子。约翰·霍普金斯大学杰出的神经科专家约翰·弗里曼说："你不能切除超过一半。如果你拿走了整个大脑，你就有麻烦了。"切除一半大脑的手术并非没有副作用，但后果也不像人们想象得那么糟糕。通常，患者大脑切除后对侧的身体会失去运动能力，并可能伴有语言障碍，但一般可以通过其他方式解决。切除大脑后头骨内留下的空间会怎么样？它不会一直空着，身体很快就会分泌液体将其充满。

> **"你不能切除超过一半。如果你拿走了整个大脑，你就有麻烦了。"**

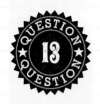

人的一生可以产生多少血液、汗液和泪水？

2015年，世界卫生组织将全球平均预期寿命定为71.4岁。那么，以此平均寿命来计算，人的一生可以产生多少血液、汗液和泪水？

像…一样出汗？

你可能在书上读到过，人类每晚出汗量多达2品脱（pint，1品脱≈0.568升）。对于床垫销售人员来说，这是他们喜欢的说法，但这是真的吗？除非有盗汗（睡眠多汗）症状，否则你不可能在休息时出那么多汗。然而，当你处于活跃状态中时，情况就不同了。渥太华大学的一项研究表明，每天进行45分钟剧烈运动的人一天的出汗量可多达4.25品脱。假设一个人保持这种生活方式50年，一共可以产生77 562.5品脱汗液；再加上21.4年期间（在他们生命的两端，即童年和老年时期）出汗量约为一半，即每天2品脱，那么总量为15 222品脱。这样，通过计算可知人一生中排出的汗液总量可达93 184.5品脱。如果采用常用的浴缸换算法，假设浴缸容量为80加仑（gallon，1加仑＝8品脱≈4.544升），这相当于超过190个浴缸的汗水。

为我泪流成河

计算完汗液后，泪水的量可能有些令人扫兴。多项研究得出了各种各样的结果，尽管所有研究都发现女性比男性更容易哭泣，而且每次哭的时间更长（一项著名的研究表明，女性平均每月哭3.5次，一年42次，是男性的两倍多）。流了多少眼泪，是用我们产生的

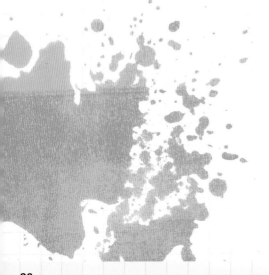

润滑眼睛的泪水总量来计算的，而不是用那些偶尔发生的情绪化的号啕大哭所产生的眼泪量。让我们来估算一下吧！即使跟泪流成河一点儿也不沾边，但人一生仍会流出约1584加仑的眼泪，这相当于装满了20个浴缸那么多。

血液情况如何？

除非献血（每次捐献大约1品脱）或发生意外，否则你的血液一般会停留在人体内这个封闭的循环系统中。在任何时候，成年人都会有9.5~11.6品脱的血液在体内循环（身高和体重的变化会影响整体体积，但血液总质量通常占体重的8%~10%）。令人惊讶的是，在6岁左右，孩子的血容量就与成年人相同，尽管由于他们的体型较小，血液总质量占体重的百分比更高（相比之下，新生儿的静脉中只有不到1品脱血）。

人在一生中会生产多少血液？由于血液中的细胞不断死亡和被替换，因此很难准确计算。然而，如果捐献1品脱血，你的身体在2天内就会补足容量。血液中的有些物质，如白细胞、血小板，特别是红细胞，产生的时间要长一些，所以可能要几周后，血液成分才会和原来一样。这就是为什么大多数血液中心不允许人们频繁献血的原因。通常，献血周期不得短于12周。

请不要让我们统计尿液和唾液的数据。

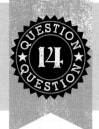

人每天要掉多少皮屑？

皮肤是人类身体中最大的器官，而且与肺或肝脏不同，皮肤长在表面，可能是我们最了解的一个器官。另外，皮肤以惊人的速度不断地进行着自我更新。

数百万个细胞

大多数人每4周更换一次皮肤表皮。皮肤表皮的基底层（又称生发层）不断产生新的细胞，这些细胞逐渐向上推移、角化、变形，形成皮肤表皮其他各层，最后到角质层，替换掉角质层上覆盖着的一层厚厚的已经死亡的细胞。这些死亡的细胞会逐渐脱落，比如通过摩擦其他表面，或被风吹掉，或脱落飘走，不知不觉间就被新产生的细胞取代了。

这意味着你每天会失去多少细胞？专家们为此争论不休，但无疑它是一个巨大的数字，从一百万到几百万。当然，这些细胞很小，但在一年多的时间里，一个

人大概会脱落重达2.2磅（lb，1磅≈0.454千克）以上的皮肤表皮，即皮屑。这些皮屑对人类来说毫无吸引力，但是确实也拥有一众粉丝，那些粉丝便是尘螨。

尘螨就像蜘蛛一样，属于蛛形纲，只不过非常小。尘螨有一些优点，不咬人、不携带病菌。所以，除非你对灰尘过敏，否则你不太可能会意识到它们的存在。尘螨生活在灰尘大量堆积的地方，它们更喜欢潮湿且没有太多光线的环境。虽然喜欢温暖的环境，但它们不喜欢直接的热量。室内装饰品和地毯是尘

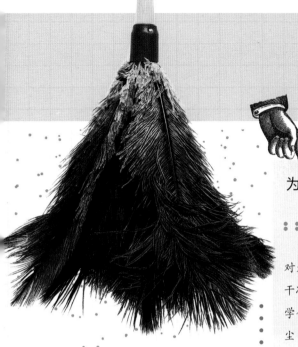

蟎的天然温床，但它们的理想之家是床垫。

尘螨的嗜好

大多数床垫为尘螨提供了足够的庇护，当你在床上辗转反侧时，脱落的微小皮屑成了尘螨丰盛的自助餐。更重要的是，汗液和呼吸过程将床打造成一个相对潮湿的环境，这样可以确保脱落的皮屑很快分解。尘螨不喜欢脱落的新鲜皮屑（由角蛋白构成的皮肤表皮对它们而言过于坚韧和干燥），它们更喜欢等待空气中的孢子落在潮湿的皮屑上，然后霉菌开始在它们的表面发育。尘螨的

为什么脱落的皮屑可能对人的健康有好处

皮屑占据家中灰尘相当大的比例。对大多数人来说，这是一个卫生问题，干净的房子应该是无尘的。但美国化学学会 2011 年发表的一些研究表明，灰尘中的皮屑成分实际上可能有利于健康。人类皮肤角质层中含有角鲨烯，已被证明能够吸收臭氧——一种常见的大气污染物。所以，尘土飞扬的表面可能比那些闪闪发光的表面更有利于健康。

嘴像钳子一样，很容易抓住既扁又薄的食物，因而皮屑对它们非常具有吸引力。

如果你心存善意，为尘螨提供了一个舒适的家，它们便会快速疯狂地繁殖。如果你受够了，记住可以通过吸尘和频繁转动床垫来驱除它们。

身体中的哪一个器官工作最辛苦？

身体中的某些器官有着斯达汉诺夫式的职业操守，它们绝对不会休息。但是在这么多工作狂中，哪个器官是最辛苦的呢？3个顶级竞争者分别是肝脏、大脑和心脏。

肝脏

生活在2世纪的希腊医生、哲学家加伦将奖项授予肝脏。他说，肝脏是"血液净化的主要工具"，所有其他主要器官都依赖肝脏。

他说得对吗？肝脏是人体第二大器官（仅次于皮肤），约重3磅。肝脏

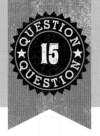

通过净化血液来保持血液清洁，以此清除毒素，要么把毒素排到肾脏（变成尿液），要么把毒素变成胆汁，送到胆囊中。它也会尽力处理任何进入身体系统的酒精或药物。肝脏是合成胆固醇的主要场所，而身体需要用胆固醇来合成激素，同时，肝脏还可以维持血液中的蛋白质、脂肪和糖的水平在正常范围内。肝脏是人体内唯一的可以在一定程度上进行自我修复的器官。另外，它也会应对一定程度的虐待。但是，如果肝脏遭受到严重损害，比如因为过量的酒精或者可导致过度肥胖的饮食所致，唯一有效的解决办法只能是移植了。

大脑

大脑比肝脏轻一点儿，也许令人惊讶的是，它大约70%的成分是水，但这并不能否认这样一个事实，如果大脑歇业，你也就动不了了。大脑需要20%的身体能量（虽然它只占身体重量的3%左右），其中2/3用于保持神经元放电和相

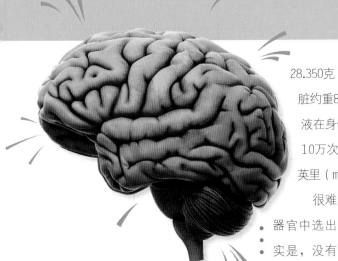

28.350克）多一点儿，而一般女性的心脏约重8盎司。心脏努力工作，推动血液在身体内流动，平均每天大约循环10万次，在循环系统内要流过12 000英里（mi，1英里≈1.609千米）。

很难从这3个令人印象如此深刻的器官中选出一个杰出的赢家。当然，事实是，没有它们中的任何一个，你都无法生存。

互交流，剩下的1/3用于供给细胞营养并维持它们运转良好。很长一段时间以来，存在这样一种流行的误解，即在任何时候我们只使用了10%的大脑潜能。现在，我们已经知道这是一个谬误，无论活动还是休息，大脑实际上都在一刻不休地工作着。在24小时内，在某个时刻，我们会使用其100%的能力。

心脏

心脏有一只紧握的拳头那么大，是一个不屈不挠的工作狂，一颗健康的心就是一颗努力工作的心。它的质量比较小，一般男性的心脏重10盎司（OZ，1盎司＝

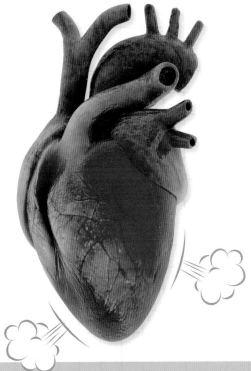

哪种血型最稀有?

一般来说，只有需要输血的时候我们才会关心"我是哪种血型"？直到近代，所有血液才都被认为具有相同的作用。而直到血液被分成不同血型，输血才不像买彩票一样要赌一下生死。

血液的回输

把血放回受伤身体中的念头是一个古老的想法，首次尝试发生在17世纪，在英国医生威廉·哈维发现血液循环后不久。19世纪初，人们经常尝试输血，偶尔会成功。然而，大多数时候病人会有灾难性反应，因此，此时的失败率仍然很高。

血型的发现

20世纪初，在奥地利维也纳大学工作的病理学家卡尔·兰德施泰纳发现了血型的存在（1930年他因此获得诺贝尔生理学或医学奖）。他确定了A型、B型和O型，几年后他的同事又发现了AB型。血细胞内含有许多不同的抗原，也就是

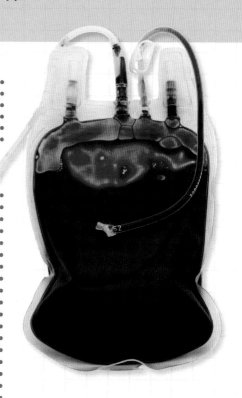

促使免疫系统产生抗体的物质。20世纪30年代末，人们发现，红细胞中含有一种特别强大的称为RH因子的抗原，也会影响人的血型。如果含有这个因子，血型就是RH阳性；如果没有，血型就是rH阴性。大多数人，对血型的了解就是O型是"万能"血型，以及对血型的每个分类方法中都有阳性或阴性，但是对于具体意义就不清楚了。

它需要所有类型

　　当献血或输血时，你属于哪个血型至关重要。如果输入错误血型的血液会导致很严重的后果。血液可能会凝结或凝固，身体也可能完全排斥它，进而导致灾难性反应。即使在今天，仍在持续发现一些小的甚至微小的血液亚组中存在某些抗原。某些小型社会群体成员拥有较小的基因库，有时会在这些人群中发现这样的基因。

　　在输血时这些稀有血型会引发难题。例如，"孟买血液"，也被称为HH组，因为它最初是于1952年在孟买被发现的，当时医生发现两个病人在输血中没有可用的血液"起作用"。最终，医生发现他们无法表达H抗原，而H抗原存在于所有常见的血型中。这意味着，虽然他们可以给任何其他群体成员献血，但他们只能从HH组的成员那里获得血液。

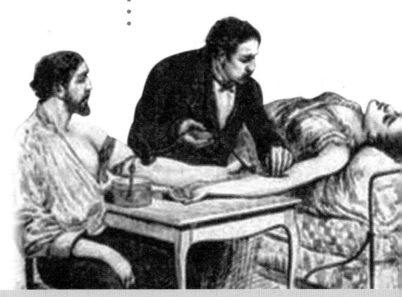

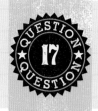

人体有多少多余的器官？

人类不是唯一拥有多余身体器官的物种，比如鸵鸟的翅膀。但人类在漫长的进化过程中残存的器官与我们目前的生活状态已经无法匹配。你可能已经知道阑尾和尾骨了，但它们不是身体上全部的多余器官。

尾骨

尾骨——脊柱底部的延伸，由3~5块融合的椎骨组成。在子宫发育早期，人类胎儿有一个可见的"尾巴"，但它在怀孕第8周左右消失。极罕见的情况下婴儿出生时会有一个短的、残留的尾巴，它通常由皮肤和脂肪组成，没有中央骨头。

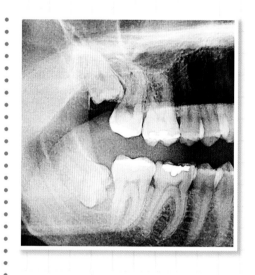

素食宿醉

另外两个现在已经没有功能的身体器官是智齿（大约2/3的人拥有它们）和阑尾（每个人都有）。这两种器官都与人类很久之前的长期食草性饮食有关。早期的"沙拉"由纤维茎和绿叶组成，要比我们今天所熟悉的栽培叶子硬得多，第三磨牙，即智齿，被开发成额外的"磨床"来处理纤维素坚韧的食物。如今，智齿出现时通常会造成牙齿拥挤或者以不舒服的角度歪斜，所以它们经常被拔掉，因为我们

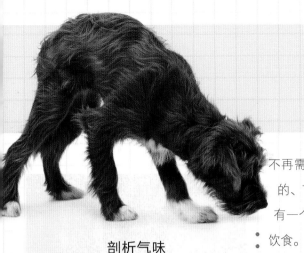

剖析气味

许多哺乳动物，特别是狗，嗅觉非常灵敏，可以分辨复杂气味的成分，就像人类可以专注于颜色的细微差别一样。这些哺乳动物有一个额外的感觉器官，通常位于鼻子内部，并通过开口连接到嘴。它们可以"运行"这个感觉器官上的气味分子，以捕捉代表该气味的每一个粒子。这个感觉器官被称为鼻翼器官（VMO），它可以大大提高分辨气味时的灵敏度。当你的狗就像一位品酒师在品鉴一杯美酒，看起来好像更享受某种气味而不是口感时，它可能正在使用VMO。长期以来人们一直认为，可以在人类身上找到VMO——以一片额外的感觉细胞的形式存在，但关于它们是否具有功能，或者它们是否是另一种体内进化遗留物，科学界对此一直争论不休。

不再需要它们了。阑尾，现在是一个小的、盲端的管，位于盲肠的末端。它也有一个作用，即帮助消化大量植物类的饮食。随着人类饮食结构的变化，它缩小了，而且大多数专家认为，它变得多余了（一些持不同意见的人认为，它可能仍然发挥着参与免疫系统运行的未知作用）。

保护视力

观察内眼角，你会看到一个小褶皱。从北极熊到鲨鱼，还有许多其他动物仍然存在第三眼睑，即瞬膜。完整的第三眼睑可以遮住眼球，保持眼球湿润和眼球安全。它限制了眨眼的需要；当人类依赖优秀的视觉和闪电般的反应来进行狩猎时，眼睑非常重要。随着时间的推移，它最终变成了如今残存的痕迹。

人真的在早上比较高吗?

人们早上起床时的身高通常要比头一天晚上临睡前的身高略高。如果你仔细测量,你会发现差别在1.26~1.90厘米之间。为什么会这样呢?

重力的作用

这是重力对人体软组织作用的结果。虽然脊椎骨不会被压缩,但当人直立时,它们之间的弹性软骨盘会被压缩。身体中的其他"填充物"也会如此,比如膝盖上的软骨。晚上睡觉时,它们会逐渐地再次伸展,所以第二天早上人体就恢复到了最高的状态。

在太空中更高

宇航员在太空中经历过失重状态后,会"长高"超过1.26厘米,相应地,人在承受一天重力的影响后,直立时身体会"收缩"。有些宇航员会比他们在太空航行前高5厘米。然而,这个结果并不会持续下去,一旦回到地球,在几个月的时间里,他们便会回到原来的高度。

早晨体重也会减轻

关注体重的人知道,如果早上第一件事就是踩在体重秤上会令人愉悦,因为这时的体重要比晚些时候轻1~3磅。为什么呢?大多数人在夜间不喝酒(或吃饭),却会在呼吸和排汗过程中失去水分,而且人们习惯于一起床就小便……在种种因素作用下,早晨人体(大部分)水分减少。当熟睡时,人们也在以消耗卡路里的形式燃烧能量。起床后,伴随着饮水和进食,人的体重会逐渐上升。

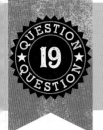

哪块肌肉最强壮？

虽然人体中有许多强壮的肌肉，但没有一个最突出者，因为它们擅长各种各样的功能，包括力量、弹性和耐力。

肌肉中的明星

人体肌肉分为3组：心肌（心脏的肌肉）、平滑肌（分布于内脏和血管壁）和骨骼肌（那些附着在骨头上并与之一起工作的肌肉）。表现特别出色的肌肉包括咬肌，长在下巴上，用于咀嚼；比目鱼肌，长在小腿上，对脚的灵活运动至关重要；臀大肌，长在臀部的大肌肉，是人体保持直立的关键。

肌肉中的无名英雄

还有一些工作低调的重要肌肉。例如，眼睛周围的微小肌肉在疲劳之前不会引起太多注意，但是当人的视线从一处移到另一处时，它们会处于一种不断的、微妙的调整状态。平滑肌支配着肠道的运作，它们总是安静而自动地工作着。你不会意识到它们的存在，除非出现了肠道问题。

心脏，虽然它往往被归为器官，但它完全是由肌肉构成的，其最大的特征就是毫不停歇。大多数心肌各司其职，不停地工作，控制着从跑步到吃饭所有的活动，只要你还活着，心脏便会时刻待命。

舌头问题

很多人认为舌头是最强壮的肌肉，因为它不会疲倦而又非常灵活。事实并非如此。实际上，舌头是由8块不同的肌肉融合而成的，奇特的是，它们没有任何骨性结构的支撑，而是扭曲在一起形成一种叫作肌肉性静水骨骼的结构（与章鱼的肌肉结构相同）。无论怎么用力工作，舌头都几乎不会疲劳，因为如果一块肌肉开始疲乏，另一块肌肉就会接续工作。

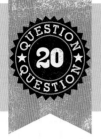

人体内的管道有多长?

一些人体内部系统的长度是惊人的。如果我们能把肠道取出，解开，其长度足以达到人身高的3~4倍，而神经系统，如果也这样测量，将超过45英里长。

杰出的破纪录者

人体内部最令人震惊的是血管的总长度。血管分3种类型：动脉，从心脏携带含氧血液；静脉，携带"使用过"的血液；毛细血管，连接动脉和静脉。这3种血管的长度之和十分惊人，儿童大约为6万英里，成人则超过10万英里。

它们可以延伸到哪里?

10万英里太长了，简直遥不可及，几乎是地球和月球之间距离的一半。找三个人，取出他们的血液系统，将动脉、静脉和毛细血管整合并连接在一起，这样血液就可以到达比月球更远的地方。当然，这种做法可不是让循环系统发挥作用的好主意。最佳选择是让如此神奇的循环系统安全地藏在身体内属于它的位置。

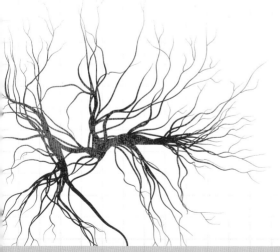

不是打击哦

如此神奇的循环系统并不总是让人心悦诚服。威廉·哈维是一位医生和学者，发现了循环系统，并在1628年发表相关著作，之后曾向传记作家约翰·奥布里抱怨，他在实践中大受挫折，被老百姓认为是疯子。

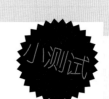

最快、最大、最长、最强

人体内有大量的破纪录者。测试一下你是否真正掌握了本章节内容，回答下面的问题吧。

问题

1. 打喷嚏的速度比子弹的速度快是真还是假？

2. 人一生中所产生的泪水总量是否足以让他在其中洗澡？

3. 半球切除术是一种切除某个器官一半的手术，那个器官是肝脏、心脏，还是大脑？

4. 希腊医生加伦认为身体的哪一个器官最辛苦？

5. 为什么尘土飞扬的房子有益于健康？

6. 什么是鼻翼器官？

7. 人在太空会更高还是更矮？

8. 人体内的哪个系统，如果伸直，可以从纽约市到达45英里以外的康涅狄格州的韦斯特波特？

9. 尘螨是昆虫还是蛛形纲动物？

10. 为什么人的舌头需要8块不同的肌肉？

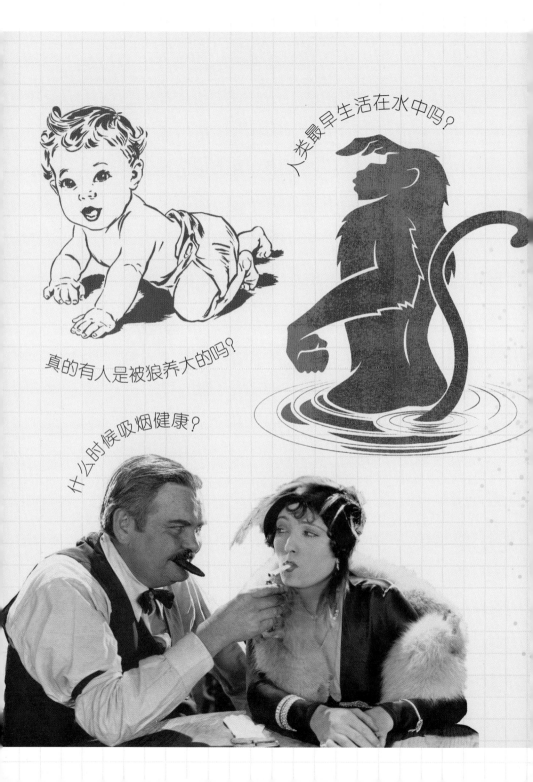

为什么现在的人类比500年前个子高?

03
历史上的身体

穴居人有过敏症吗?

人类冬眠过吗?

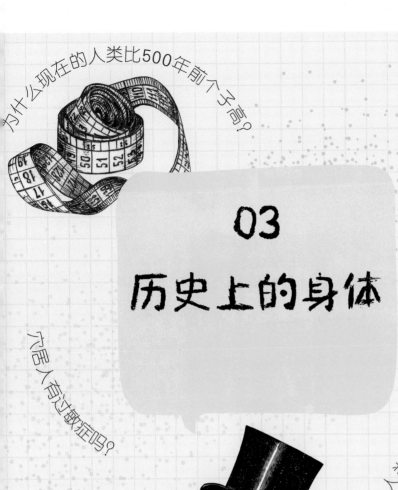

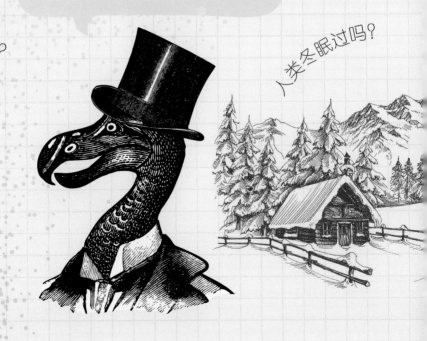

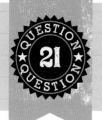

为什么现在的人类比500年前个子高？

人类和过去比高大得多，这是一个常识。然而，就像所有的"常识"一样，这并不能说清楚整个故事。人类这个物种的生长模式是一个断断续续的过程，而不是一个稳定的进展过程。

我们以前有多大？

看看古代的盔甲，你可能会得出结论，现代人类已经变得更高大了。毕竟，谁也不能缩手缩脚地把自己塞进金属制成的衣服里，衣服必须穿着适合，而有些古代的盔甲看起来的确很小。虽然人类通常比过去高大，但这种变化的发生并不稳定。科学家发现，体形的增加是不稳定的，而且大多数的增长图都有一些显著的波动。

目前，大多数长期研究仅涉及美国和北欧，因此，结果具有局限性。牛津大学在2017年发表的一篇文章论述了英国2000年间男性的平均身高变化。文章显示身高在某些时期可能增加也可能降低，决定因素包括长期的气候条件（例如，从14世纪开始的"小冰河时代"）、繁荣时期（确保良好的饮食，特别是在童年时期）以及城乡居民的不同生活方式。但无论是这一研究还是其他更广泛的研究都有一些令人惊讶之处。

枯骨

如果只有一个人的骨骼，如何估算他的身高？法医测量一根长骨，通常是股骨或大腿骨（有时也使用手臂的长骨和肱骨），然后应用一个方程。例如，测量股骨的长度（以厘米为单位），然后将测量结果乘2.6，再加上65便得到这个人的身高。根据骨骼原始主人的种族和性别，计算方法略有不同。

200 年间的身高增长速度

从中世纪末到18世纪初，人们实际上变矮了。到了1700年，北欧人的平均身高比11世纪时的身高约矮6厘米。在过去两个世纪中，平均身高的增长持续稳定。从19世纪中叶开始，北欧人和美国人的平均身高稳步上升，从美国独立战争到第二次世界大战结束，北美人保持着世界上平均身高最高的纪录。从那之后，这个纪录逐渐被一些欧洲国家打破，荷兰人目前保持着平均身高最高的纪录，他们的平均身高达到184厘米。

拿破仑情结

最后一个值得考虑的问题：拿破仑情结，据说会折磨矮个子人，这其实是现代用词不当。事实上，拿破仑的身高是168厘米——远高于当时的男性平均身高（约163厘米）。

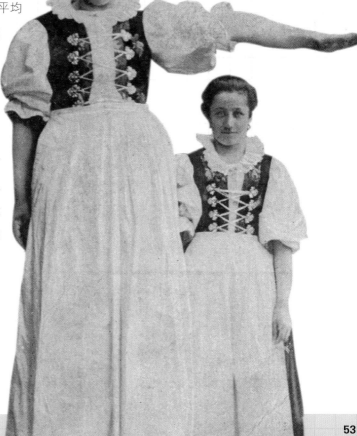

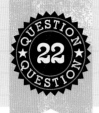

穴居人有过敏症吗?

我们的祖先会不会从他们的洞穴中走出来,不时地打着喷嚏,嘀嘀咕咕地说今天花粉可真多? 还是过敏仅仅是一种现代现象,很可能是由于我们过于挑剔、过于卫生的生活方式?

基因所决定

智人曾与其他两个远古人类物种有过交集并混居在一起,这两个物种都早已灭绝,他们分别是著名的尼安德特人和我们不太熟悉的丹尼索瓦人。丹尼索瓦人生活在西伯利亚,我们对其知之甚少。2016年发表在《美国人类遗传学杂志》上的两项研究认为,远古人类物种间的繁衍带来了一种有用的遗传,我们遗传了3个TLR基因(TLR1、TLR6和TLR10),这些基因可以消灭某些疾病。其中,两个基因来自尼安德特人,一个基因来自丹尼索瓦人。数千年来,这些基因造成的影响似乎并没有减弱。

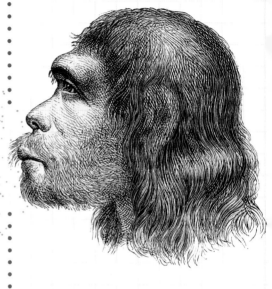

什么是 TLR 基因?

TLR代表Toll样受体,该基因可以构建专门的蛋白质,摄取体内入侵的病原体,并有助于预防感染。由于几乎没有有效的药物,所以对于早期人类来说,能够阻止身体感染扩散尤为重要。TLR基因不是特异性的,因为有太多不同的潜在病原体,所以没有一个基因专门针对某一个病原体。它们制造的蛋白质在细胞表面巡逻,寻找潜在的入侵者。如

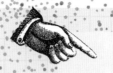

如何看待由清洁导致的过敏症在过去 50 年里急剧增加的这一理论呢？该理论是 1989 年大卫·斯塔坎教授在《英国医学杂志》上发表的一篇论文中首次提出的。随着人们对清洁、无细菌环境的全面推崇，以及过敏症患者（特别是儿童）数量的急剧上升，他提出了一个将两者联系起来的观点。大约 30 年后，目前科学界的看法是，清洁只是造成过敏症增加的几个因素之一。人们认为，剖宫产出生的婴儿更有可能在以后的生活中患上过敏症，就像通过配方奶粉喂养而不是通过母乳喂养的婴儿一样，这两种情况都阻止了孩子从母亲的肠道菌群中获得最大的益处。

果不能独自处理一个不受欢迎的外来异物，它们可以触发身体的免疫系统。而且，TLR基因的工作方式似乎仍然与大约 5 万年前相同，当时的智人、尼安德特人和丹尼索瓦人是混居的。

迁徙带来的益处

然而，这种有助于对抗疾病的生活方式随之带来了负面影响。在 3 个远古人类物种混居之前，智人是外来者。另外两个人类物种在同一地区生活了几千年，并适应了周围的环境，进而已经对栖息地中的许多病原体免疫。新来的智人起初没有这种免疫，但随着时间的推移，通过与其他两个人类物种的联姻，他们对某些疾病的免疫力也增强了。但同时也增加了他们的过敏反应，这意味着他们的免疫系统有时会对无害的病原体（想想典型的花粉过敏）起作用，并引起不适反应。

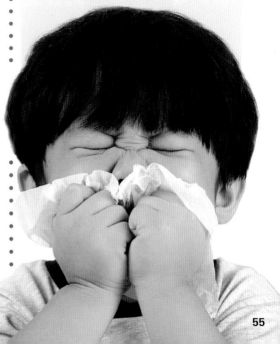

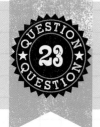

什么是玻璃妄想症?

如果你思考过这个问题,你可能会认为疯狂不会随着时间的推移而改变。但有证据表明,某些精神疾病有其时代特征——毕竟,在知道辐射存在之前,人们不可能幻想自己具有放射性。也许玻璃妄想症是最不寻常的例子之一。

破碎的境地

玻璃妄想症患者认为他们是用玻璃做的,这便给他们带来了莫大的困扰。最早被文献记载的病例之一发生在15

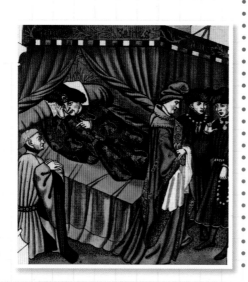

世纪初,患者是法国国王查尔斯六世。英俊,极富个人魅力,最初的他是一位深受爱戴的统治者。但在他在位的最后30年里,他在很长的一段时间里认为他的身体是由玻璃制成的。大部分时间他都躺在床上,用厚厚的亚麻布和羊毛垫上,当不得不移动时,他会穿着一种用铁条缝制的胸衣长袍,以确保身体不会"断裂"。他并不是受这种精神疾病折磨的唯一贵族。一个更复杂的案例,也是19世纪40年代最后一个被记录下来的患者之一,是巴伐利亚路德维希一世的女儿亚历山德拉·阿梅利公主。她坚持说,在童年时,她吞下了一架大钢琴,那架钢琴是用玻璃做的。结果,她总是小心翼翼地穿过父母的宫殿,只能在角落休息,因为担心自己会把玻璃钢琴摔成碎片。

虽然记录显示,患者家境优渥,受教育程度很高,但这可能是因为背景普通的患者常被忽视、嘲笑或关起来(而没有被记录在案)。大约两个世纪以来，玻璃妄想症一直普遍存在，困扰着数百人，被大量报道，然后又逐渐消失。英国学者罗伯特·伯顿在1621年出版的《忧郁的解剖》一书中写到了玻璃妄想症。"他们相信自己是玻璃做的，因而无法忍受任何人靠近。"他写道（尽管他也描述了那些认为自己是由软木制成的人，以及其他认为身体里面有青蛙的人，所以这是一个相当全面的清单的一部分）。塞万提斯于1613年完成的小说《玻璃硕士》中也涉及玻璃妄想症。

精神疾病也在与时俱进

玻璃妄想症今天几乎闻所未闻。第一个病例发生在15世纪初，当时透明的玻璃是一种新奇的东西。多伦多大学医学史学者爱德华·肖特教授指出，在玻璃妄想症发病的全盛时期之前，有些人认为自己是由陶器制成的。在玻璃妄想症不再被报道之后，在19世纪，有医生发表文章提出某些患者出现对另一种新的材料——混凝土的妄想。也许某些形式的精神障碍只停留在科学上的新奇和自我适应。毕竟，今天如果有些精神疾病患者认为他们受到来自计算机网络假想敌的影响，那么没有人会对此感到奇怪。

"他们相信自己是玻璃做的，因而无法忍受任何人靠近。"

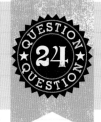

人类真的是不长毛的类人猿吗?

当然,人类确实是类人猿——有一个被广泛引用的事实,即我们与黑猩猩共享98.8%的DNA,这一点很难反驳。但是,如果我们的关系如此密切,为什么在灵长类动物中,只有人类几乎没有毛发?

目前存在各种各样的观点,但还没有一个观点能得到考古学家和古生物学家的一致支持。争论主要有3个。

第一,人类最初是海洋居民 (p.66~p.67)

有人认为,在进化过程中的某个阶段,人类至少部分是水生生物。在海洋哺乳动物中,有的没有毛发,比如鲸和海豚;有的有毛发,比如海豹,在家住在水中,外出就离开水。半水生人类的皮肤可能已经变得更光滑,但没有令人信服的理由认为他们会完全失去毛发。

第二,温度调节

也许关于人类是唯一的非毛类灵长类动物,最有力的论据是出汗的能力——人类会出大量的汗。出汗是最有效的降温方法,但它不能快速起效,无法马上对由浓密的毛发覆盖的皮肤降温。人类似乎在大约300万年前就开始在开阔的草原上狩猎了,草原毫无遮挡

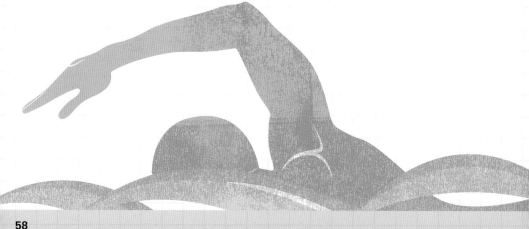

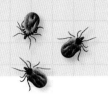

的环境条件意味着他们需要脱毛并开始有效地出汗。如果事实如此，成为"裸猿"将是一个实际的进化解决方案。

第三，消灭害虫

最近的观点认为，人类脱毛是一种摆脱害虫和疾病的方法。蜱虫和虱子，它们传播的疾病通常很严重，但它们无法在无毛的皮肤上生存，因为无毛的皮肤难以附着又太容易被冲刷掉。理论上来讲，一旦人类拥有了光滑的裸皮，就基本上摆脱了很多皮肤寄生虫的困扰。

那么，以上3个观点中哪一个是正确的？第一个观点很有趣，但支持者寥寥，其他两个观点都有坚定的拥护者。当然，可能会出现一些全新的想法来挑战或取代它们。

类人猿

如果你相信进化论，也就接受了你和其他所有人都属于猿类（或者灵长类，也许这样听起来更文明）。但我们仍然很难理解我们之间的关系有多密切。然而，许多被广泛界定为人类独有的能力实际其他灵长类动物也拥有。对于拇指？猴子和类人猿也有。笑声？黑猩猩和其他一些灵长类动物被挠痒时就会笑（公平地说，老鼠也会笑）。两条腿走路？有证据表明，一些类人猿至少在某些时候是可以双足自由行走的。另外，工具的使用和搭建栖身之地也是灵长类动物的技能，而不仅仅是人类的技能。由此可见，人类可能不像我们自己想象得那般高级。

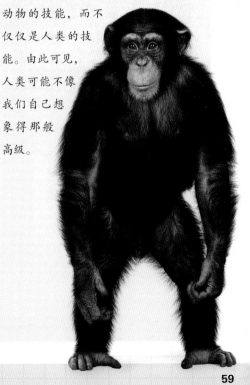

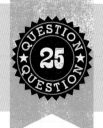

真的有人是被狼养大的吗？

从罗慕路斯和雷穆斯到《丛林奇谈》中的毛克利，野生动物抚养孩子的神话或传说屡见不鲜。但这种事真的会发生吗？真的有人是被狼养大的吗？

狼孩还是传说

我们总能听到遭遗弃的儿童被其他生物"抚养"的奇闻，但始终无法找到事实证据，真相往往被人们的意愿、民间传说或商业考虑所掩盖。最有名的一个案件是两个印度女孩儿，Kamala和Amala，被称为"戈达穆里的狼孩"，可以追溯至20世纪20年代。尽管有大量的照片和口头证据，但人们还是怀疑这是教化她们的牧师的骗局，就像许多类似故事一样，这个故事有太多的矛盾。

拉穆的故事

在1985年，《印度时报》在狼孩拉穆去世后不久报道了他的故事。据称拉穆于1979年在印度北方邦的农村地区被人们发现，当时他大约只有两岁，与一群幼狼一起四肢着地奔跑。他无法说话，这是许多野孩子身上都会出现的情况。似乎人类的语言冲动如果没有在婴儿期由其他人类陪伴触发，以后就很难

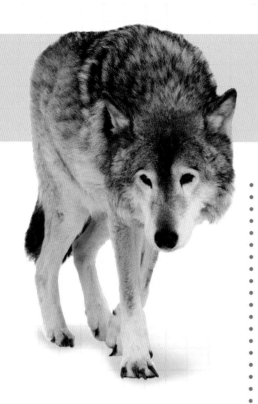

挑剔的食客

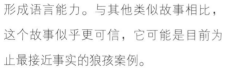

你可能会想，为什么饿狼不会狼吞虎咽地吃掉人类的孩子？难道婴儿用来当晚餐不比当幼崽抚养更好吗？虽然一只饥饿的狼可能会吃掉一个孩子，但当狩猎时，狼实际上是相当保守的，这与它们野蛮的名声相反。它们习惯于吃熟知的食物，而对"活着"的新食物持谨慎态度。因此，一个孩子可能不会立即被吃掉。实际上，狼吃大多数形式的腐肉，所以如果狼发现了人类尸体，就会吃掉它。一旦吃过人类，狼可能就会想吃更多的人。

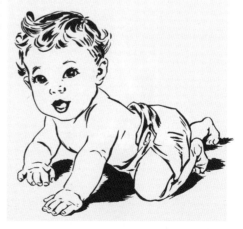

形成语言能力。与其他类似故事相比，这个故事似乎更可信，它可能是目前为止最接近事实的狼孩案例。

后来的照看者认为，拉穆的母亲把拉穆放在地头独自玩耍，而她在田里劳作。一只正在抚养幼崽的母狼遇到了拉穆，把他也当成了自己的幼崽。拉穆永远也无法讲述他早年的真实经历，像其他狼孩一样，他去世时很年轻，大约10岁，但始终无法说话。

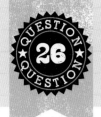

什么时候吸烟健康？

当然，答案永远是否定的。尽管现在很难想象，但在人类吸烟史上，烟草有几次被认为对人体健康有益，即便有迹象表明烟草在传到欧洲后不久就开始危害人类健康。

第一反对派

托马斯·哈里奥特，沃尔特·拉利爵士的朋友，是第一个向英国进口烟草的人，于1621年死于口腔癌。早在1604年，詹姆斯一世就颁布了《反烟草法案》，他谴责吸烟"对大脑有害，对肺部有害"，但这是一个有利可图的贸易行为，最终国王只是大幅度增加了税收，而确立了烟草的合法使用。

用香烟治咳嗽

从19世纪中叶开始，癌症、心脏病和吸烟之间的医学联系变得越来越明显，

但建议往往强调吸烟过量而不是吸烟行为本身对人体有害。有广告推荐可以通过吸烟来治疗咳嗽。到了20世纪初，吸烟被视为迷人的行为。早在1910年，哥伦比亚大学的乔治·梅伦博士就这样写道："没有科学证据表明，健康成熟的男人适度吸烟会产生任何可以衡量的对身体有益或有害的影响。"（因此，吸烟对人来说既不好也不坏，尽管要注意"健康成熟的男人"这个表述）

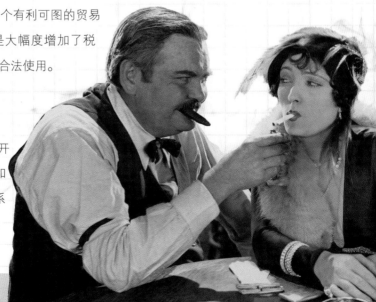

医生批准

在20世纪40年代，医生会建议紧张的孕妇通过吸烟来缓解焦虑。《美国医学会杂志》等医学期刊甚至刊登了几页烟草广告——其中一些吸烟者正是身着白大褂吐着烟圈的医生，广告配文："医生更喜欢骆驼牌香烟！"然而，在20世纪50—60年代，大众开始相信吸烟有害。1964年1月，一位美国外科医生在一次新闻发布会上明确指出，吸烟可导致肺癌。最终，反对吸烟的战役拉开了帷幕。你可以选择吸烟，但即使是烟草行业也不能再假装吸烟是一种无害的行为。

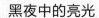

黑夜中的亮光

烟草不是唯一被错误地定义为健康的物质。在20世纪初，人们热衷于在各种产品中添加放射性物质。当时，刊登在《美国临床医学杂志》上的一篇文章对这一现象大加赞赏，这在今天是不可想象的。"放射性物质能防止精神错乱，"该文章鼓吹，"唤起高尚的情感，延缓衰老，创造出灿烂、快乐、年轻的生活。"文章还提到。于是，一种昂贵的放射性饮料，Radithor轻而易举地卖给了那些想要享受所有这些美妙功效的人。美国著名工业家埃比尼泽·拜尔斯是一位忠实粉丝，他从1927年起就经常喝这种饮料，作为止痛药来治疗顽固的手臂损伤。然而，这些功效在1932年害死了他，几个月后，面对越来越多的负面报道，Radithor终于退出市场。《华尔街日报》对拜尔斯的墓志铭措辞严厉。"放射水效果很好"，它写着，"直到他的下巴脱落"。

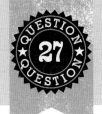

不管托马斯·潘恩的尸体经历了什么？

现在，当某人死亡后，遗体通常有两种处理方法，要么被掩埋，要么被火化，每种处理方法都受到相当多的规定约束。但在过去，约束并不多。

以哲学家、革命家托马斯·潘恩为例，他的遗体在失踪很久之后成了各种流言蜚语、神话传说和民间奇闻的素材。

回家的纪念

截至1809年去世时，这位伟大的小册子《常识》的作者已经在美国贫困潦倒，政治失意了好几年。潘恩曾请求死后葬在位于纽约新罗歇尔的贵格会墓地，但贵格会拒绝了他的请求，最后他被葬在了自家农场，即后来的潘恩小舍的空地上。在潘恩的出生地英格兰，一些潘恩的支持者认为，这种做法对这位革命之父来说不够好，他们认为潘恩应该被带回他的祖国，并为建立纪念碑筹集资金。

无处安息的遗骨

潘恩的记者朋友威廉·科贝特不仅倡导上述想法，而且最终付诸行动。在潘恩去世10年后，科贝特乘船来到纽约，挖出棺材，将潘恩遗体装袋，带回英国。他的这场闹剧受到了很多人的反对和嘲弄。甚至拜伦勋爵也

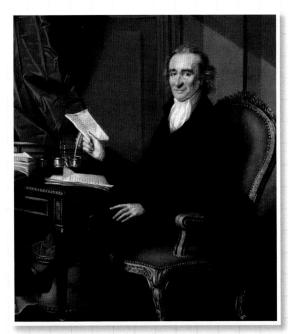

参与其中，并写了一首讽刺诗。

潘恩死后依然不受欢迎，在英国，科贝特发现，他无法激发人们的兴趣来为潘恩建立纪念碑，甚至举行纪念晚宴。科贝特从腐烂的头骨上剪下一绺头发，用它们制作了一些纪念戒指，但即使是这些戒指也很少有人愿意接受。最后，遗骨被装进一个盒子里，放到科贝特的阁楼上储存，直到1835年科贝特去世。当房子里的其他物件被卖掉时，这些遗骨幸免于难。之后，它们辗转到了潘恩的另一个朋友本杰明·蒂利手中，直到1869年蒂利去世。再之后，线索就中断了。后来，很多人声称自己拥有潘恩的遗骨，或者是其中一部分，但最终不知所踪。

为了革命

关于托马斯·潘恩遗骨的传说，最离奇的传言之一是，一些骨头被切割成纽扣，为了革命事业而准备出售。这几乎可以肯定是一个虚假的故事，尽管有可能一些纽扣是在这样的噱头下售出的。当时的有识之士评论说，这些所谓的骨头纽扣实在太多了，哪怕10具尸体也做不出这么多来。

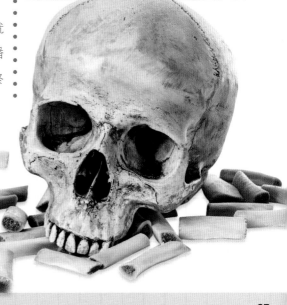

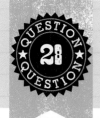

人类最早生活在水中吗?

在所有关于进化过程的理论中,争议最大的就是人类是否生活在水中。这个观点最初于20世纪60年代提出,如今已被多数严肃的历史学家所否定,但它仍然吸引着大量的狂热追随者,并定期爆发关于其真实性的争论。

开始之处

1960年,著名的海洋生物学家阿利斯特·哈迪爵士在《新科学家》杂志上发表了一篇文章,题为《过去人类有可能生活在水中吗?》,该文概述了后来被称为水猿理论的基本思想,并在1967年出版的德斯蒙德·莫里斯关于人类进化的流行研究《裸猿》中被简短提及。伊莲·摩根最初是一位编剧,他编著了许多科普图书,在1982年出版的《水生猿》中摩根对此展开了论述。

最初,哈迪爵士对水猿理论概念的提出非常谨慎,有很多限定词。他确实提出智人与那些生活在水中(不是水底)的生命有一定相似性,如人类几乎没有毛发,身体光滑,拥有超常的呼吸控制能力和厚厚的皮下脂肪都是证据。然而,随着时间的推移,科学家们提出了许多反对论据,其中最重要的是没有任何化石记录。历史上,越来越多的早期人类化石出现在森林和草原上,而这些区域没有任何潜在的水生境的可能。

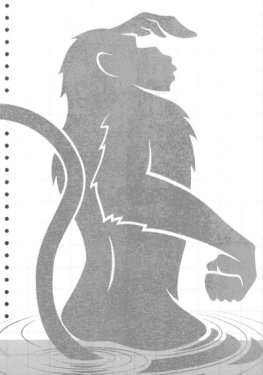

吸引人，但错误

当某些人类学家试图填补水猿理论的漏洞时，另一个问题出现了。早期人类生活在水中的想法很简单，但最初用来佐证水猿理论的进化适应过程已被证明发生了数百万年，无论是时间还是空间，都不可能有"水猿"在海边或河边生活。

折中方法

2009年，哈佛大学的灵长类动物学家理查德·沃朗汉提出，早期人类不是完全或半水栖的，而是在水边生活，在食物贫瘠时期用水生植物和根（它们比陆地植物更有可能全年生长）填饱肚子。例如，在刚果，生活在草原上的类人猿仍然有直立行走的倾向，因为黑猩猩经常要穿过洪水泛滥的河流，因而直立行走更容易保持身体平衡，这就支持了上述论点。我们的祖先有没有可能不是潜入水底生活，而是过着经常需要涉水的生活？这一猜想仍然没有得到证实，但目前，水猿理论本身还没有显现出消失的迹象。

危机四伏

水猿理论的支持者也声称，水中比陆地上更安全，能够使早期人类躲避如大型猫科动物的捕食。"事实并非如此"，反对者反驳说，"水里的鳄鱼很多，也同样危险。"

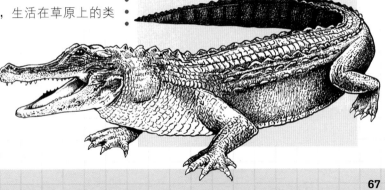

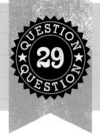

QUESTION 29

人类冬眠过吗?

人类很早时就没有毛发了，那么他们是如何在寒冷的冬季生存下来的呢？冬眠似乎顺理成章。当周围还有食物时，你要尽情地吃，然后在最冷的几个月里睡觉，这样会大大减缓新陈代谢。在春天醒了，饥饿但警觉，准备再出去打猎。

保持温暖

然而，科学界一致认为这不可能。在人类的进化过程中，没有任何迹象表明人类曾经冬眠过。一般来说，人类对极低温度的抵抗力很差。比如，睡鼠可以在体温降低到1℃的情况下生存，而当人类的核心体温只比标准体温37℃低3~4℃时，就会有麻烦了。

此外，大约在10万年前，人类才开始离开一直生活的相对温暖的气候环境，迁移到更冷的地方，那时他们肯定已经掌握了火的使用。对我们来说，10万年听起来是很漫长的一段时间，但从进化的角度来看，这仅是一瞬间。对人类来说，10万年间还不足以进化出冬眠的习性，尤其是那时人类回到家就有温暖的炉子可以取暖。

低体温也许有益

尽管没有证据证明祖先的冬眠，但一种诱导冬眠的想法正引起人们的兴趣。许多外科医生已经采取了为病人降温以应对复杂手术的做法，如降低心跳和减缓新陈代谢，从而赢得额外的时间并减少潜在的创伤。一些专家认为，下一步是再将病人体温降低几度，使其进入一种暂时休眠的状态。

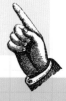

历史上的身体

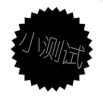

小测试

尽管人类的身体总是以同样的方式工作，但过去人们对它们的看法往往大相径庭。通过下面的小测试看看你对我们的祖先了解了多少。

问题

1. 拿破仑情结为什么折磨人？是因为他是科西嘉人，还是因为他是矮个子？

2. 哪个早期的猿人来自西伯利亚？

3. 狼是挑剔的食客，这是真的还是假的？

4. 据说托马斯·潘恩的骨头被用来做什么特殊物品？

5. 列举两个物种，除了人类，还有谁被挠痒时会笑？

6. 哪个法国国王认为他是用玻璃做的？

7. 在印度哪个邦，狼孩拉穆被发现？

8. 英国的詹姆斯一世是吸烟的有力倡导者，是真的还是假的？

9. 辐射水对人有益吗？

10. 说出一个原因，为什么考古学家认为人类不可能是水生的。

白色的牙齿总是最好的吗？

睫毛有理想的长度吗？

身体能100％都文上文身吗？

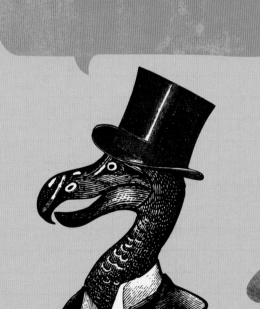

男人为什么不再穿高跟鞋？

整形手术是何时发明的？

04
时尚的身体

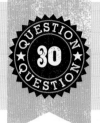

身体能100%都文上文身吗?

在过去的40多年里，文身最初在海员中流行，最终风靡大众成为主流。在2017年进行的一项调查估计，40%的18~69岁的美国人有文身，可以说文身很普遍。

昂贵又痛苦

一些文身爱好者可能会文满一条或两条完整的胳膊。但是，那些想要更大文身面积的极端爱好者愿望是否能达成呢？更进一步，能不能把全身都进行文身呢？

首先，要花很多钱。大多数文身师都是按小时收费的，而且，根据客户想要的图案复杂度和密集度，文身需要花费很长时间。明星文身师很忙，可能无法接待所有客户。其次，痛苦也是人们的一大顾虑。大多数人把它描述为刺激而不是痛苦，但如果你想让整个身体都文上文身，即使是最简单的图案，你也不得不忍受剧烈的疼痛，尤其是敏感部位会更疼。

人体改装

即使再狂野的文身在人体改装范围内都属小儿科。真正的人体改装爱好者会有更多的尝试，比如身体穿孔、舌头分叉、皮肤下植入填充物做成角或鳞片以及瘢痕的样子（如果想做成瘢痕的效果需要切开皮肤做出隆起的瘢痕）。

困难之处

皮肤以外的身体部位呢？例如指甲，或者眼球？虽然在指甲处文身并不难，但指甲会不断生长，所以效果不会持久。每次修剪指甲，顺便就会把文身剪掉。

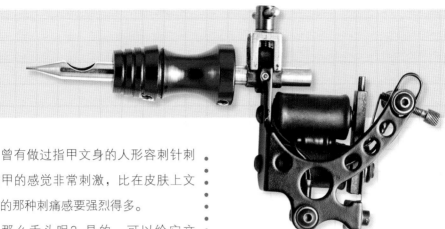

曾有做过指甲文身的人形容刺针刺入指甲的感觉非常刺激，比在皮肤上文身时的那种刺痛感要强烈得多。

那么舌头呢？是的，可以给它文身，但是舌头表面不均匀可能会导致轻微的粗糙效果。因为舌头的使用频率非常高，所以舌头上的文身比其他部位更容易磨损脱色。

眼睛呢？你可以将自己的白色巩膜变成彩色。文身艺术家露娜·科布拉于2007年在周游世界时推广了巩膜文身的想法，即使是她自己也承认巩膜文身并不安全。文身师将颜色注入眼睛，但进针很浅，就在眼球的保护盖，即结膜下。然后，文身师用选好的颜色"淹没"这个区域，但不能在眼球上文上图案，所以这种技术更类似于染色。巩膜文身可能是一个危险的过程，太多的墨水意味着颜色可能会渗到面部的其他区域，生成人们不想要的墨水污渍，进而导致头痛，提高光敏感性，甚至暂时失明，以及严重感染。总之，人们的确可以在整个身体上文身，但这将是昂贵的、痛苦的，并存在潜在的风险。

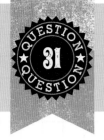

整形手术是何时发明的?

今天，我们倾向于将整形手术视为一门现代艺术，你可能会把这个词与"改善型"手术直接联系起来，如隆胸或隆臀，或拉皮手术。然而，整形手术早在古代就有记载，用于修复伤口或由疾病造成的肌体破坏。

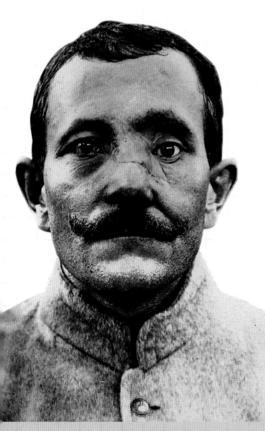

最初的岁月

在印度治疗师Sushruta于公元前6世纪所著的*Sushruta Samhita*一书中第一次提及了整形手术一词。在草药和疾病治疗的大量信息中，他描述了植皮（用从身体其他部位取出的皮肤"修补"伤口的技术）和重建鼻子的手术（第一例鼻成形术），即通过使用前额的皮瓣移植到受损的鼻子上。

700年后，罗马医生奥卢斯·科尼利厄斯·塞尔苏斯在《医学》一书中论述了移植和重建。

一步步手术

安东尼奥·布兰卡也许是欧洲外科医生的先驱，他是一位西西里外科医生的儿子，据传发明了"意大利方法"用于植皮和隆鼻。

德国人海因里希·冯·普福尔斯彭特在其编写的*Buchder Bündth-Ertznei*一书中详细记录了布兰卡的方法。首先,外科医生用羊皮纸或皮革做出一种鼻子模板,然后将其放在病人的前臂上,并画出边界。沿着边界游离皮瓣,保留皮瓣与前臂的附着处,将前臂举高到面部,然后把皮瓣的游离部分缝合在鼻子上。

10天后切开皮瓣与前臂的附着处。在此之前,病人要把手臂一直绑在脸上,这样移植物就不能移位。之后,切开皮瓣下缘,这样手臂就自由了,最后,将皮瓣下缘缝合在鼻孔周围。布兰卡方法的巨大进步是,它确保皮肤是"活的",既让皮瓣附着在供区部位,同时又保证移植物被移植到所需位置。当然,接受手术的病人一定非常紧张。

为什么称为整形手术?

这个词是由皮埃尔-约瑟夫·德索发明的,他是18世纪下半叶巴黎La Charite and Hôtel-Dieu医院的外科医生和教学教授。他是第一个使用*plastikos*这个词的人,其来自希腊语,意思是"能够被塑造",与手术有关,通常指皮肤移植,目的是纠正或改善疤痕和面部畸形。

因为让大批学生参加手术,德索培养了新一代的外科医生,他们遵循了德索的创新方法和技术。

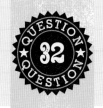
白色的牙齿总是最好的吗?

我们刷牙，使用牙线，进行牙齿漂白，目的都是保持牙齿的清洁和洁白。但是，白色一直是牙齿的最好颜色吗？在某个时期、某个地方有其他颜色牙齿流行过吗？

染黑牙齿

在任何一个社会中，黄牙都不受待见，黑牙却很受欢迎，特别是在远东。老挝和越南都有将牙齿染成黑色的传统，而在日本，这种做法被称为"奥黑"，流行了几个世纪。黑色的牙齿，与鲜明的白色脸妆形成对比，在海安时期（8—12世纪）的某个时候成为时尚，并一直持续到19世纪末江户时代结束。那时，白牙根本就不值得欣赏，作家们把某人嘴里的白色闪光比作瞥见一口虫子令人生厌。

最初，奥黑主要在上层社会中流行，后来在社会各阶层中都流行开来，尤其在女士中更受欢迎。

时尚的黑色

日本文化中，黑色象征富有，一直以来深受推崇和喜爱，所以纯黑的牙齿承载着如今纯白牙齿所承载的相同价值。为牙齿美黑，需要制造和饮用染

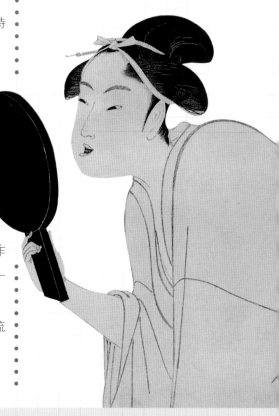

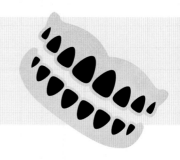

料，丝毫不逊色于今天为牙齿亮白所做出的努力，比如长时间漂白、使用牙罩冠等。

如何美黑牙齿

首先要用石榴皮擦拭牙齿，这可以使黑色染料更容易着色。这种黑色染料是由茶叶和Kanemizu混合而成的，Kanemizu是一种由铁屑制成的液体。混合物一旦变黑需要马上饮用，这样便可以使牙齿变黑。然而，人们几乎需要每天服用，才能保证效果持久，混合物需要放入香料调味，这样才不至于难以下咽。

1873年，当日本皇后以自然洁白的牙齿出现在公众面前时，引起了相当大的轰动。皇后支持日本开放，并结束前几个世纪的封闭。作为现代化进程的一部分，奥黑实际上是在此之前3年被禁止的，也就是1870年，但时尚更迭消亡需要时间。现在，偶尔还会看到发黑的牙齿，通常是在艺伎或舞伎（艺伎学徒）身上。

时尚的蛀牙

在英国都铎时代，黑牙也一度流行。进口糖在 16 世纪就开始供应了，但价格昂贵得令人望而却步。由于吃糖容易使牙齿腐烂，因此牙齿变黑代表了一个人的财富和特权。历史记载并没有揭示那些蛀牙的时尚人士如何解决由此产生的口臭。

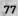

男人为什么不再穿高跟鞋?

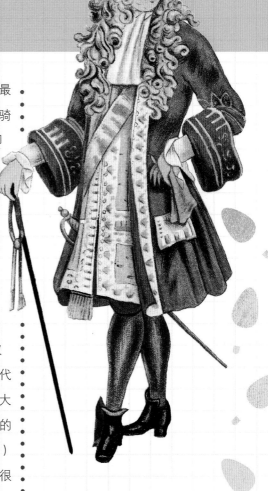

也许真正的问题是，为什么男人最初要穿高跟鞋？原因是实际需要，当骑在马背上时，鞋跟可以防止骑手的脚从马镫上滑下来。可以说男人的第一个鞋跟在波斯骑兵的靴子上。

在马鞍上磨损

波斯军队以其骑马的弓箭手而闻名于世，他们需要站在马镫上才能有效射击，而高跟鞋可以保证他们能够做到这一点而不滑倒。16世纪末，波斯萨非王朝沙阿阿巴斯一世派遣一个代表团前往欧洲寻求帮助以抗击日益强大的奥斯曼帝国，波斯代表们身着新奇的异国情调的服装（以及他们的高跟鞋）吸引了大家的注意，他们的服装元素很快在欧洲宫廷成为时尚。起初，这些早期的高跟鞋跟女性没有什么联系，它们与军队的联系意味着高跟鞋是男性化的，甚至与武力有关。

等级徽章

当然，离开马鞍，高跟鞋不一定实用，但在某种意义上，这正是它们的寓意：贵族男子不需要做体力劳动，优雅

牛仔时尚

也许我们能在牛仔靴中找到男式高跟鞋最后的影子。就像原来波斯骑手的靴子一样，牛仔靴鞋跟旨在帮助骑手把脚保持在马镫上。尽管在经典的牛仔靴上，鞋跟基本上是倾斜的古巴式，却可以使人增高约2英寸。

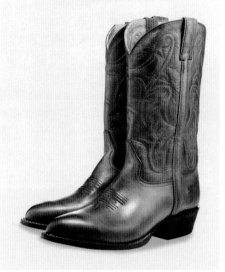

的高跟鞋证明了这一点。因此，高跟鞋很受皇室的欢迎，英国的查尔斯二世和法国的路易十四喜欢穿奢华、优雅、昂贵的高跟鞋。路易十四的身高仅为5英尺4英寸（1英尺=12英寸，1英寸=2.54厘米），穿上华丽的靴子（鞋子），身高可以增加4英寸。他的鞋总是有鲜红的高跟和鞋底，他甚至颁布了一个规则，只有朝臣才能使用这种颜色。近4个世纪后，时装设计师克里斯蒂安·卢布托用自己名字为鞋子注册商标，当他在法庭上为其设计的红色鞋底专利权进行辩护时，也提出了排他性的要求。

高跟鞋的落幕

虽然男人开创了穿高跟鞋的先河，但女人很快后来者居上，使得高跟鞋在当时欧洲的贵族阶层中十分流行。时尚不断更迭，随着17世纪理性时代的到来，特别是对男人来说，服装变得朴素和简洁。刺绣、鲜艳的颜色和精致的织物都过时了，到了18世纪中叶，男鞋重回平跟并变得简约。女鞋鞋跟也变得比较低，同时，呈现出端庄和朴素。19世纪中期，高跟鞋再次成为时尚，但对于男性来说，高跟鞋再也不会大行其道了，尽管"增高垫"在悄无声息中被放进鞋子中，帮助矮个子男人长高1~2英寸。在20世纪70年代，男女通用的高平底鞋曾短暂地流行了一两年。

QUESTION 34

裹脚的意义是什么?

在中国，女性裹脚的历史持续了近10个世纪，远远超过了世界上大多数时尚流行的时限。现在，裹脚被视为一件恐怖的事情，因为它会让女性的脚变形并失去知觉。但裹脚的目的到底是什么呢?

三寸金莲

相传，10世纪南唐后主李煜的一位宠妃脚缠丝带，在金色的莲花台上翩翩起舞因而得名金莲（裹脚）。这个传说主要用来解释女性的脚注定要保持小的习俗。

裹脚的过程

为了成功，女性裹脚需要分秒必争，在女性很小的时候（有时3岁），就必须开始裹紧双脚，那时脚比较柔软，因此便于塑造形状。脚先浸湿，再折叠，使脚跟和大脚趾靠拢，破坏自然的足弓。另外4个脚趾被紧紧地塞在脚底下面，最终使脚呈现为三角形，从脚踝开始直接朝下。

20世纪末，一些接受采访的裹脚女性回忆说，裹脚的过程在头一两年是非常痛苦的，但在这之后，脚会变得麻木，并稳定成收缩的形状。当然，裹脚女性无法自如行走，也无法走远。双脚赤裸时脚并不美观，但女性会穿着装饰精美、绣工精致的绣花鞋，以彰显双脚优雅的尺寸。

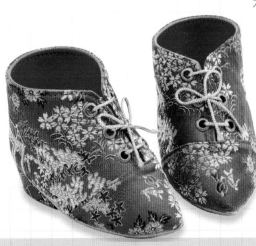

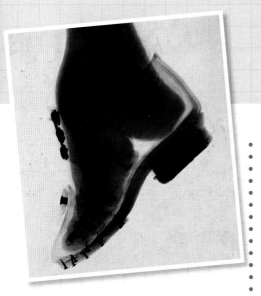

色情恋物癖，还是实用计划？

传统裹脚的观点是，这既是一种地位象征，即一种经济上的"吹嘘"，女性不需要工作，又是一种美容癖，旨在使女性更具吸引力而利于出嫁。随着时间的推移，这一习俗在贵族阶层之外蔓延开来，并在不同的社会阶层中广泛存在，尽管只有汉族人实行。

麦克吉尔大学和中密歇根大学的人类学家们在《束缚脚，年轻的手》（Bound Feet, Young Hand, 2017年出版）一书中，提出了一个完全不同的观点，与长期以来人们认为裹脚表明女性不需要工作的观点完全不同。本书作者认为，中国社会的大量经济工作是由待在家里的女性完成的，她们编织、纺织、缝纫和结网，这些都是养家糊口的关键。束缚的脚，使她们很难走路，确保她们被束缚在家中工作。当这些工作开始在工厂里进行时，通过裹脚把女性束缚在家里不再具备经济上的意义，裹脚便就此消失了。

小、更小和最小

裹好的小脚用莲花来形容，小脚会为主人争光。最小的脚称为"金莲花"，只有3寸（1寸＝3.33厘米）长。4寸的脚称为"银莲花"，虽然相对较大，但客观上4寸的脚仍然很小。而5寸的脚只能被列入"铁莲花"之列。

睫毛有理想的长度吗?

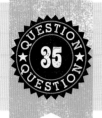

人的头发如果不经常剪，通常会持续长长，至少长发及肩。那么，是什么因素决定了人身体上其他毛发的长度呢？例如，睫毛似乎永远不会超过某一点，为什么呢？

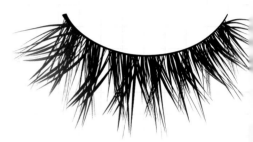

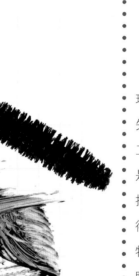

完美的 1/3

除了是眼睛的美观框架，睫毛还有一个实用的功能。它们可使灰尘和其他刺激物远离眼睛敏感的表面，并调节眼球周围的空气流动，从而确保眼球不会失去水分而干燥。2015年，格鲁吉亚理工学院进行了一项研究，旨在探索睫毛是否有最佳长度，从而可以最有效地发挥作用。经过风洞实验之后，研究人员得出的结论是，哺乳动物（所有哺乳动物，不仅仅是人类）睫毛的理想长度是眼宽的1/3。睫毛不会长得更长，因为过长会影响它们的功能。因此，化妆品，尤其是能显著延长睫毛长度的睫毛膏，对眼睛健康不利。不过，较长睫毛同样可以在眼睛周围起到保护作用，即使不能提供最好的气流控制，也比没有好。

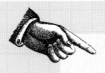

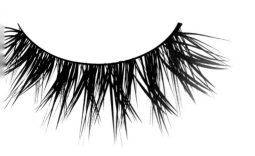

毛囊是决定因素

人身上的每一根毛发都是从毛囊中生长出来的，而且出生时的毛囊数量是有限的，这些毛囊会伴随人的一生。毛囊可能会进入休眠状态，从而导致人头发稀疏和脱落，但实际上很难清除毛囊。在遗传性秃顶病例中，毛囊收缩后变得更浅，它们生出的头发会更稀疏、更细。最终，卵泡完全闭合。然而，尽管很多人脱发，但睫毛或眉毛脱落的情况却很罕见，通常是某种特定情况，即斑秃导致的，这是人体免疫系统攻击自身毛囊产生的结果。

头发的寿命

为什么头发比身体其他部位的毛发长得更长？这是因为不同部位的毛发寿命不同。所有头发都要经历3个阶段：生长活跃阶段（学名为生发阶段）；停滞阶段，即生长停止（生长期）；脱发阶段（休眠期，在一段时间的休眠后，头发掉下来）。人的头发可能会生长5~6年，然后就停滞不前了（这段时间头发既没有长长，也没有脱落，保持不动）。但是腋毛和阴毛（以及男性的胸毛）的生长周期要短得多，不超过45天。

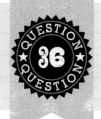

男人刮胡子有什么实际原因吗？

男性的下巴上（周围）大约长有25 000个毛囊，所以胡子生长的潜力很大。在真正锋利的剃须刀发明之前，刮胡子既费力又痛苦。那么男人刮胡子这个行为是从何而来的呢？

智人很早就开始刮胡子了，在发现金属之前，他们使用锋利的贝壳来割胡子。古埃及人用铜剃刀刮胡子，亚历山大大帝要求他的士兵必须剃掉胡子，据普卢塔克分析，胡子太长容易被对手抓住。但很多其他文明却珍视胡须，比如亚述人，从雕塑上可以看出，他们蓄着华丽、长而卷曲的胡须。

保持清洁可能是男性最初刮胡子的目的。如果不打理好胡须，浓密的胡须可能沦为藏污纳垢之所。在第一次世界大战中，大多数士兵都迅速刮了胡子，不是军令要求，而是为了摆脱战壕中可能传播瘟疫的虱子。

胡须里会藏有新的青霉素吗？

然而，在2016年，《医院感染》杂志刊发了一项对400多名实验对象（所有医院工作人员，包括留胡须的和没留胡须的）进行细菌测试的研究成果，该研究证明留胡须的人更健康。与留胡须的人相比，没留胡须的人皮肤上携带的有害细菌更多。更重要的是，在胡须上整理出来的一些微生物表现出具有抗菌活性的迹象。当已知的抗生素开始逐渐失效之时，也许我们会在胡须中找到下一代青霉素。

最危险的化妆品是什么？

无论在哪个时代，美的标准都始于光滑、无瑕疵的皮肤。人们通常会采用一些非常有害的方法来塑造美丽的外表。

美丽背后的杀机

首先谈一下最危险的成分——铅。从古埃及时代到18世纪末，铅在化妆品中无处不在，经常出现在厚厚的面膜中，所以不可避免地会被皮肤吸收，从而产生可怕的副作用，比如引起疮和疤痕，很多用户不得不涂更厚一层来遮盖它们。

第二个危险成分是砷。在维多利亚时代，极富时尚感的苍白肤色很受推崇。在19世纪，砷在生活中随处可见，所以即使你不使用面霜，也很可能在衣服面料或壁纸上与砷不期而遇。副作用？无力、发热及关节疼痛，并伴有手足肿胀。

第三个危险成分是汞——对祛除褪色的斑点和雀斑效果极佳，对抚平皱纹

也有很好的功效。汞一方面能促使皮肤光滑，另一方面可能导致肢体麻木、视力障碍、抑郁，并造成肾脏和神经系统永久损害。

检查一下化妆品的成分

你可能会安慰自己，如今严格的健康安全标准可以确保现代化妆品的绝对安全性。实则不然。2007年，在美国一个独立实验室中研究人员检测了超过30支口红，其中，1/3的口红中含有铅。另外，我们认为已经禁用的一些危险成分仍然偶尔出现在化妆品中，例如，汞有时仍然用作防腐剂。

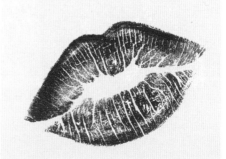

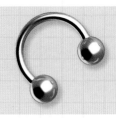

穿孔对健康有益吗?

人体穿孔，同文身一样，在过去的几十年里已经发展成为时尚。这种时尚已经从传统的只在耳垂处穿孔，发展到在鼻中隔、嘴唇、舌头上以及在其他一些不适合上班时间暴露的部位上穿孔。然而，除了传递时尚信号外，穿孔还有其他实际用途吗？

亚觉点

在印度阿育吠陀医学中，特定位置的穿孔被认为有助于解决多种健康问题。许多穿孔位置与中医的针灸穴位相对应，可以疏通人体内的经络。另外，该医学理论认为，婴儿进行传统的耳垂穿孔至关重要，因此，有的婴儿出生几天就要进行耳垂穿孔。写于公元前6世纪的健康百科全书《妙闻集》(Sushruta Samhita)中提到一种称为Karnavedha的双耳穿孔仪式，这种仪式是16种sanskaras之一（sanskaras是一个复杂的词，类似于成人仪式）。书中还阐述了双耳穿孔对儿童成长的好处。读完之后，你就会明白为什么耳垂穿孔会是全方位健康保护措施的关键了。穿孔时，男孩先穿右耳，然后穿左耳，女孩则正好相反。

了解你的经络

一般认为，耳垂具有与大脑两侧相连接的重要经络点。人们相信，刺穿耳垂有助于婴儿大脑正常发育，并有助于博闻强识。耳垂中部也有一个点与生殖系统相连，对女孩来说，准确的穿刺将确保她们的月经周期保持健康规律。另外，还有一个点与消化功能相关联。

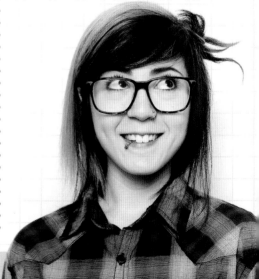

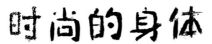

时尚的身体

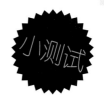

小测试

· ·

　　人类打扮或装饰自己的身体不足为奇，这种行为从史前时代就开始了。通过这个测试，看看你对人类的时尚习惯掌握了多少。

· ·

问题

1. 1873年，日本皇后自然洁白的牙齿出现在公众面前，为什么会令世人震惊？

2. 什么是巩膜文身？

3. 男人的高跟鞋最初是用来做什么的？

4. 金莲，铁莲，在中国古代哪个更胜一筹？

5. 在维多利亚时代，化妆品中经常含有砷。你能说出19世纪其他两种含砷的日常用品吗？

6. 亚历山大大大帝让他的士兵刮掉胡须，因为蓄须在战争中很危险，这个故事是真的吗？

7. 谁想出了"整形"手术的名字？

8. 人的睫毛有什么作用？

9. 古埃及人用锋利的贝壳割胡子是真的吗？

10. 你会在经典牛仔靴上找到什么样的鞋跟？

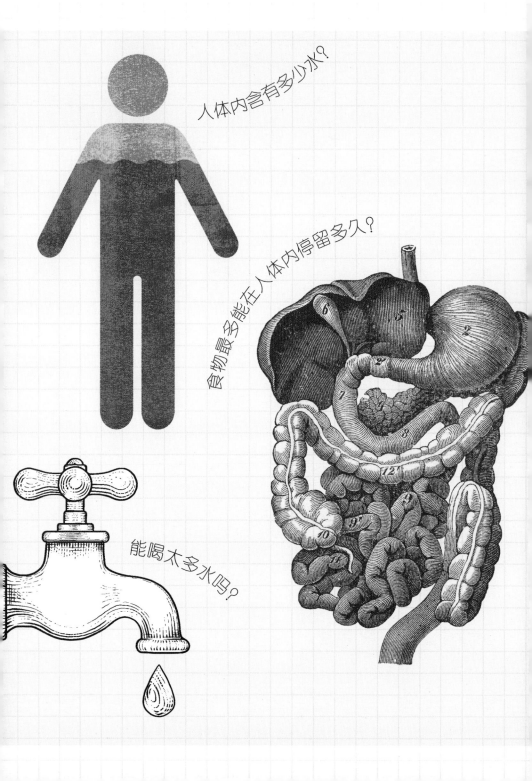

人体内含有多少水？

食物最多能在人体内停留多久？

能喝太多水吗？

饥肠辘辘时,
肚子为什么会咕咕叫?

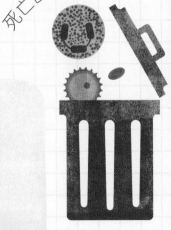

死亡的细胞去哪啦?

05
身体内部
的奥秘

人的抑郁都与肠道有关联吗?

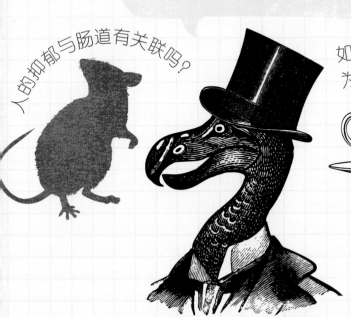

如果你的体温也是37℃,
为什么会感觉外面那么热?

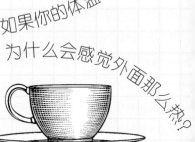

39 能喝太多水吗？

我们已经习惯了要多喝水，以至于从未想过过度补水的害处。虽然罕见，但是过度补水是有可能发生的，而且令人困惑的是，过度补水或低钠血症的症状，实际上是水中毒，这与中暑症状非常相似。

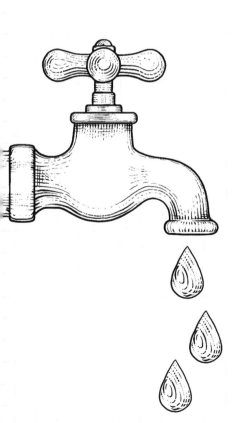

醉心于喝水

在过去，人们只是在口渴时才喝水。如今，关于人要多喝水的建议越来越多，比如一个人每天需要喝4（或6）品脱的水；人应该每天喝8杯水；除了食物中的水分外，你还需要再喝7品脱的水等。当然，人的身体有时需要额外的水。如果一个人的运动量很大，那么他需要喝更多的水来弥补大量出汗而流失的水分，在炎热的天气也是如此。在妊娠期或哺乳期，女性也需要多喝水。

水中毒时会发生什么？

但是，如果你喝了太多的水（到了患上低钠血症的地步，往往意味着你多喝了几加仑而不是几杯水），肾脏无法处理超负荷的容量，人体内的钠含量水平就会下降，导致身体出现水潴留现象。水中毒的后果很严重，比如手脚水肿，恶心，呕吐。另外，很可能剧烈头痛，因为大脑肿胀。同时，可能会突然腹泻。如果治疗不及时，脑水肿造成的压力会致人烦躁甚至死亡。通常的治疗方法是静脉注射钠盐，以使钠含量水平缓慢而安全地恢复。

瓶装水

从什么时候开始瓶装水在欧洲和美国变得如此普遍和时尚呢？虽然在19世纪一直很受欢迎，但在20世纪初自来水可以安全饮用后，瓶装水市场就萎靡不振了。瓶装水在美国的复兴始于佩里尔（Perrier），一个籍籍无名的法国气泡水品牌，佩里尔于1977年策划了一场声势浩大的营销活动，投放一系列时尚的电视广告，由美国演员奥森·威尔斯用沙哑的语调进行配音。无疑，这次营销非常成功，到1979年，佩里尔气泡水年销2亿瓶。其他饮料公司注意到了这个商机，纷纷在自己旗下品牌上投入大量营销经费。到了20世纪初，瓶装水就像橘滋丝绒套装一样，成为慢跑者的必备单品。而人们对瓶装水的迷恋似乎永远不会减退，2017年，美国瓶装水的年销售额首次超过了所有其他饮料之和。未来，瓶装水的塑料瓶对环境的恶劣影响可能会降低它们的受欢迎程度，但目前，瓶装水仍是王者。

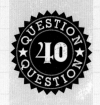

饥肠辘辘时，肚子为什么会咕咕叫？

这个场景是不是很熟悉？吃完饭一两个小时后，你正坐在某个安静的地方，如正参加一个会议，观看一场戏剧，或者正在听最好朋友讲述婚礼安排，突然间，你的肚子开始抱怨和咆哮，好像你之前吞下了一只不满的熊。为什么会发出这种噪声？是饥饿的迹象，还是有其他原因？

消化日常

事实上，咆哮的声音很可能源于肠道，与从胃部发出的声音相似，但并不一定是因为你饿了。这种声音还有一个更宏大的拟声词名字——腹鸣音（也就是说，这个词是为了模仿它所描述的声音过程），它源于古希腊语，意思是隆隆作响。我们实际上听到的是体内的消化系统正在努力工作。这种咕咕声是食物、液体和气体在蠕动过程中被搅动时产生的声音。蠕动是一种肌肉挤压运动，将胃里的东西推进，然后到达肠道（想象一个柔软的物体，结合了相当多

的空气，被挤在一个狭窄的空间里）。当胃逐渐清空后，会为气囊腾出更多的空间，这些气囊便会发出噪声。所以，肚子咕咕叫最有可能发生在吃完东西几个小时后，食物和液体被消化液分解，从胃输送到小肠，最终到达结肠。

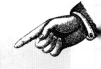

寂静之声

人的肠道在很多时候都很活跃，但消化过程在晚上会减少。虽然胃相对较空，但当它的主人熟睡时，听到响亮的咕噜声也是不寻常的。

咕噜咕噜

咕噜咕噜

咕噜咕噜

空气从哪里来?

人吃东西时会吞下很多空气（这可能是你小时候被告知不要在嘴里装满食物时说话的更实际的原因之一）。此外，随着年龄的增长，吞咽反射的效率也会降低，人在吃东西时往往会吸入更多的空气。不仅如此，消化过程中会产生副产品，如二氧化碳、硫化氢和甲烷等气体，在此仅列举3种。由于人在吞咽和消化过程中产生了气体，人体内的消化系统便生成了一个充满大量气体的内部环境。

接下来会发生什么?

当食物离开胃进入小肠后，上一餐食物已成

为一团被部分消化的物质，即乳糜。不过，这还远远没有结束。

胃和小肠的肌肉壁包含感觉受体，它们会告知大脑胃和小肠何时空了，何时触发脑电活动波。这种波被称为移行性运动复合波，首先释放饥饿感信号，随着信号不断加强，人便会有所察觉并计划吃下一餐；然后，促使胃和小肠进一步收缩，清理上一餐的残渣，为下一餐的消化吸收腾出空间。

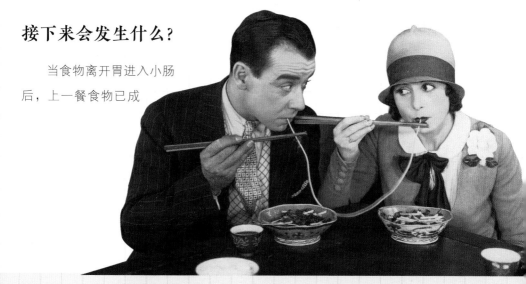

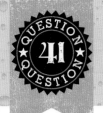
如果你的体温也是37℃, 为什么会感觉外面那么热?

人们对炎热天气的反应各不相同, 但大多数人都会有同感, 在阳光明媚的日子里, 当温度达到37℃时, 他们会感觉热, 甚至热得不舒服。这是为什么呢? 人体内部的温度也可达到37℃。

每时每刻都在产热

无论是休息还是四处走动, 从跳动的心脏到活跃的大脑突触, 人的身体始终处于持续活动的状态。即使你是世界上最懒的"沙发土豆"(Couch potato, 指整天看电视的人), 体内的许多活动仍然会自动进行, 而每一个代谢过程都会产生热量。所以对人的身体来说, 有效降温非常重要。

内置恒温器

下丘脑, 即大脑底部的一个小区域, 负责调节体温。它用于平衡身体不同部位产生的热量, 所以在大部分时间里, 人的体温大体上是平衡的。

但是, 当需要把体内多余的热量释放到外界环境中时, 在某种程度上取决于外界环境的温度。

当人感到冷的时候, 下丘脑会发出指令, 让身体开始发抖, 迫使人运动取暖; 当人感到热的时候, 它会引导身体出汗, 并增加流经皮肤表面血管的血液量, 为身体提供最好的降温机会。

不是温度高，而是湿度大

在闷热潮湿的天气里，这句话会被反复提及。为什么湿度不同，同一温度下的体感会有那么大的差别？这是因为湿度会影响人有效排汗的能力。通常，当人在高温环境下流汗时，皮肤会随着汗液蒸发而降温。如果在湿度饱和的空气中出汗，汗水就不会蒸发，人就会感到热、潮湿和不舒服。

里面很温暖哦

当两个温度不同的物体接触时，温度较高的物体会向温度较低的物体传递热量，这是物理学的一条规律。这就是为什么放在厨房台面上的一杯热咖啡会逐渐冷却到室温。同样，人的身体也会将热量散发到温度更低的环境中。如果外界环境温度与体内温度相等，甚至高于体内温度，体内过剩的热量便无处可去，所以你会发现很难降温。

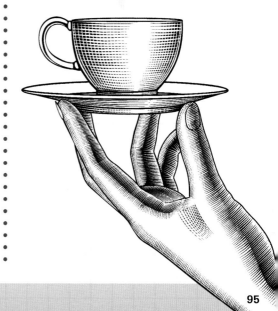

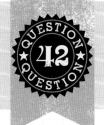

人体内含有多少水?

成人体内通常高达65%的组成成分是水，儿童身体中的水分占比更高（65%~68%），刚出生不久的婴儿身体中的水分占比最高，可高达78%，只比黄瓜的水分占比少18%。

关键因素

一般来说，女性身体中的水分比男性低，因为女性身体中的脂肪含量更高，而脂肪中所含的水分比肌肉组织中所含的水分少。随着年龄的增长，人体内的水分含量会逐渐减少，身体会稍微变干，年老者体内的水分含量可能会减少到50%。那么，人体内的水藏在哪里呢？它们的作用是什么呢？逐个观察人体器官和组织，它们的水分含量可能跟你最初的想象不同。

血液是液体，那么血液中水分含量一定更高吧？错了，尽管血浆中水分含量高达90%以上，这是不争的事实，但是血液中血浆含量略高于50%，所以血液中水分含量不是最高的。

对人体不同部位化学成分的精确分析研究报告最早刊登在1945年出版的美国《生物化学》杂志上。该研究报告指出，人体内水分含量最高的是肺（约83%），其次是肌肉和肾脏（约79%），以及大脑和心脏（约73%）。皮肤中水分含量大约为64%，而骨骼中水分含量约为33%。70多年后，这些基本正确的结论仍被大众广泛接受。

人体内的水并非在无所事事地游荡，2/3的水被限制在单个细胞内。人体内发生的一些显而易见与水相关的活动包括调节体温（排汗）和排除身体的废物与毒素（排尿和排便）。另外，水可以作为关节、大脑和脊髓的缓冲物和减震器，以及作为细胞生成的关键组成部分。当血液循环时，血液中的水也携带着人体运转所需的各种营养物质。

如果人的身体中没有水会怎样？

如果你除了轻微口渴以外，没有经历过更加严重的缺水，那么请看一下当人体缺水时会发生的可怕事情（何时会发生取决于外部环境）。首先，人的肾脏不会再向膀胱输送水了。然后，人会停止出汗并会感到热。接下来，血液浓度增加导致流动缓慢，人会感到头晕。紧接着，人体器官开始衰竭，因为血液不再流经它们。在脱水的最后阶段，人的身体将无法控制它的温度，肾脏和肝脏将停止工作。不久后人就会死去。所以，还是保持水分吧！

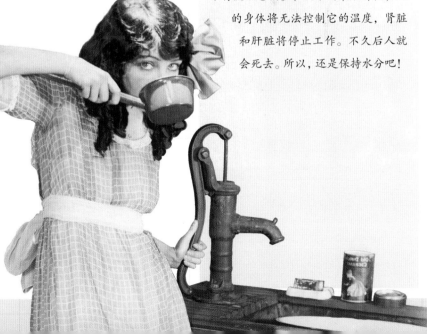

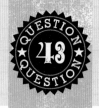

死亡的细胞去哪啦?

我们已经习惯了听到(并且厌恶)这样的事实:房屋周围堆积着灰尘,里面都是人类在日常活动中脱落的皮肤细胞。但是体内的细胞呢?它们能活多久?它们死后会去哪里?

细胞如何死亡?

人体内的细胞死亡率很高。据科学家估计,人体内每天大约有500亿个细胞死亡。细胞有两种死亡方式:凋亡和坏死。大多数类型的细胞都有相当固定的寿命,细胞凋亡可视为细胞的自然死亡,即当细胞失去了它的用处后,便开始从内部自毁。细胞内的caspases蛋白质可促进酶的产生,这些酶破坏细胞的DNA并开始分解它。在这个过程中,细胞通透性增加,它向专门的清道夫——吞噬细胞传递信息,这些吞噬细胞将会处理死亡细胞的碎片。

坏死导致的细胞死亡不太好控制。

坏死的发生是因为一个细胞在身体的创伤过程中被损坏了,比如外部损伤或感染。细胞坏死不像细胞凋亡那样简单和独立。坏死的细胞破裂而不是渗漏,不会像细胞凋亡时发出相同的信号,所以在细胞坏死后吞噬细胞可能不太容易发现并有效地清除它,尽管吞噬细胞仍然会收集坏死细胞进行分解。另外,坏死细胞释放的化学物质会引发炎症。

当好细胞变成坏细胞

某些情况下，例如坏死细胞死亡时，吞噬细胞有太多工作要做而分身乏术，坏死细胞的DNA便无法得到妥善处理。如果发生这种情况，可能会引起身体的自身免疫系统反应过度，进而引发严重的疾病，如狼疮、贫血和关节炎。

人体的清道夫

帮助清除死亡细胞的吞噬细胞是两种特殊的白细胞：中性粒细胞和巨噬细胞。虽然它们通常被称为人体的垃圾收集器，其角色更类似于高效的回收利用装置。它们吞噬死亡细胞的残余部分，降解从而再利用。吞噬细胞在骨髓中产生，随血液游移到需要它们的地方。当吞噬细胞捕获到死亡或濒死的细胞后，会迅速将它们吞噬。

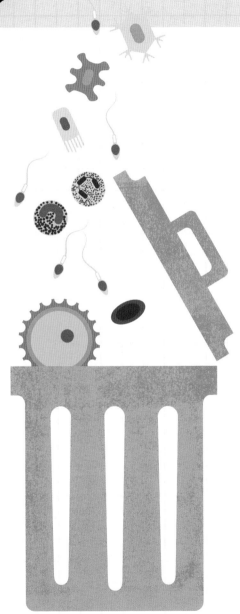

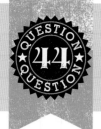

食物最多能在人体内停留多久?

尽管在过去几十年里人们普遍对自身的消化过程兴趣大增,但对食物需要多长时间(应该需要多长时间)才能消化仍存困惑。那么,从食物摄入到废物排出,多长时间才是健康的呢?

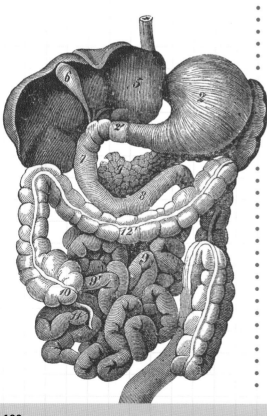

因人而异

这是最令人沮丧的答案之一,但就消化率而言,确实如此。大量研究结果显示,消化过程因人而异。20世纪80年代,梅奥诊所就消化过程进行了一项在当时广为人知的持久研究。该研究发现,整个消化过程平均需要50小时,其中,食物大部分时间都是通过大肠加工的,仅需6~8小时通过胃和小肠。女性的消化速度通常比男性慢,而且某些食物需要更长的消化时间。随后的研究发现,不需要那么长时间,某些人的整个消化过程不足30小时。

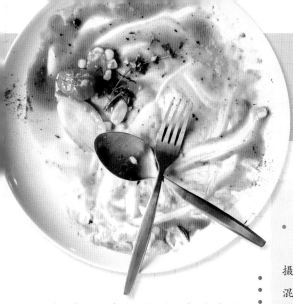

那么消化过程应该需要多长时间？

答案是没有最佳时间。虽然在某些特殊情况下，如人体患上克罗恩病或其他类型的炎症性肠病，可以加快或减缓消化过程，但就消化而言，没有最佳时间这一概念。人们吃各种各样的食物，不同食物的消化率也各不相同。如果某人的消化过程没有带来任何痛苦，即没有出现便秘或腹泻现象，可以规律如厕，那么就不必担心自身的消化系统是否出了问题。而且，只要吃得合理，能够遵循美国作家兼记者迈克尔·波兰的口头禅"好好吃饭，别吃太多，多吃蔬菜水果"，你的消化系统一定会非常健康。或者，遵循另一句更加古老的谚语，"如果它不坏，就不要修它"。

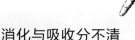

消化与吸收分不清

人们通常会把消化过程，即从食物摄入到废物排出的整个过程与吸收过程混为一谈。在吸收过程中，人体吸收了食物中有用的营养物质，并将其转化为可用的形式。大多数吸收过程发生在进食 2~7 小时后的小肠内。小肠内衬有称为绒毛的薄壁突起，大大增加了消化道的表面积。食物被消化后，营养物质以分子形式通过绒毛进入血液，进而被运送到人体需要的地方。当食物残渣进入大肠时，大部分营养物质已被吸收，吸收过程就此结束。大肠的主要工作是吸收食物残渣中的水、无机盐及维生素，剩下的粪便准备排出。

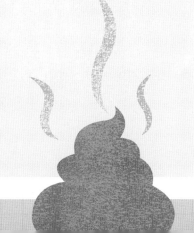

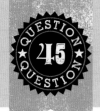

QUESTION 45 QUESTION

人的抑郁与肠道有关联吗?

大约在10年前，如果你问医生是什么导致了抑郁症，医生可能会告知你抑郁是由大脑中的化学失衡所致，具体来说，是由于大脑中一种叫作5-羟色胺的神经递质水平很低。

大脑与肠道的联系

然而最近几年，肠道研究的新发现带来了新的观点。越来越多的科学观点认为，一些之前认为是由大脑控制的事情，其实是由肠道微生物群控制的。肠道微生物群就是肠道中大量生长的细菌，有的有益，有的有害。这一结论让人大吃一惊。我们都知道情绪剧变会引起胃部不适，情绪和胃之间的联系司空见惯，比如很多人可能患有神经痛。那么，难道大脑与肠道的联系不应该更紧密吗？是否这种紧密联系也会相互影响，比如肠道问题会给大脑带来麻烦?

人和老鼠

到目前为止，大多数关于抑郁症和肠道微生物群失衡之间联系的主要研究都是在啮齿动物身上进行的。结果已经证实，某些关键细菌的低水平会引起一些看起来很像抑郁症的症状，并且导致实验对象面对挑战时更加消极。当然了，人不是老鼠，但关于肠道微生物群对人类情绪影响的广泛研究正在持续进行中。新的学科，名为精神生物学，研究各种微生物在人体内脏器官中未知的医学作用，绝对是前景光明。

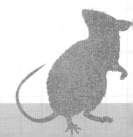

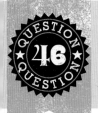

有没有最佳进食时间?

小时候，父母可能会要求我们必须吃早餐。应该有人听说过要"像国王一样吃早餐，像王子一样吃午餐，像乞丐一样吃晚餐"。那么进食时间对人的健康有什么影响吗?

像国王一样吃早餐

这句话背后的意思是，最好在需要能量的时候吃更多的东西，而不是等到自然饥饿时。在晚间吃大餐意味着把卡路里储存为脂肪，而不是能量。

进食时间

最近的科学建议稍有改动，并驳斥了人应该少食多餐的观点。圣迭戈索尔克生物研究所进行了一项研究：一组老鼠每24小时内只有8小时可以进食，另一组老鼠24小时内可以随意进食，想吃就吃。给予两组老鼠的食物总量是一样的。研究结果证明，只有8小时可以进食的老鼠更加健康。英国研究人员在此实验基础上对人类进行了一项研究：两组实验对象被要求吃同样种类、同样数量的食物，一组（对照组）实验对象正常进食，另一组（实验组）实验对象比平时晚90分钟吃早餐，早90分钟吃晚餐，即增加了3小时的夜间自然空腹时间。10周后，实验组成员降低了胆固醇和血糖水平，许多人减肥成功，而对照组成员一切如常。

由此可见，如果你想要更加健康，什么时候进食和食物类型同样重要。

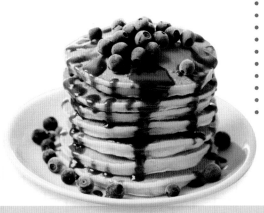

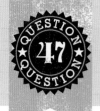

肠道里潜伏着多少种细菌?

我们听到过很多关于微生物对肠道重要性的说法。在过去的10年里,人们对自身的消化系统产生了极大的兴趣。新的研究发现,结肠中的细菌影响着人的方方面面,从压力到智力,不一而足。

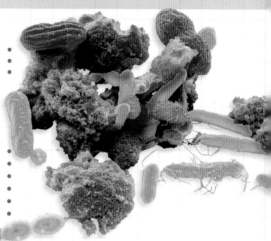

细菌趣事

人身上肯定有很多细菌——事实上,有无数细菌,估计人体内的细菌总重量为2~4磅。这些细菌是高度个性化的,大多数人拥有500~1000种类型的细菌,有的有益,有的有害,因人而异。

你的肠道是什么类型的?

大多数人都知道自己的血型,但你知道自己的肠道类型吗? 2011年,在德国海德堡进行的一项研究发现,肠道微生物群有三大类型。但这并不意味着同一种类型的肠道微生物群就一模一样,每种类型拥有大多数相同的细菌群,并且缺失的也一样。拥有同类型肠道微生物群的人没有其他的共同点,他们可能属于不同种族,性别不同,年龄不同,体重不同,健康状况不同。

好的,坏的,有用的

肠道微生物群特征的确定可能只是一个开始。科学家们希望,在未来可以根据病人肠道微生物群的类型来进行个体化医疗,为已经存在的肠道细菌添加微生物增强剂。随着抗生素耐药性变得越来越普遍,人们越来越担忧,也许在10年或20年后,抗生素会被取代,届时将会通过调节肠道微生物群来提高人们对疾病的免疫力。

身体内部的奥秘

我们对能看到的身体部分，如头发、皮肤、手指、脚趾等了解较多，但是那些我们无法看到的身体部分呢？我们对它们了解多少？

问题

1. 喝太多水时，产生的不良后果称为恐水症还是低钠血症？

2. 人体内有多少水被限制在细胞内？

3. 你能说出作为消化过程副产品的3种气体吗？

4. 哪种事物水含量最高，新生儿还是黄瓜？

5. 坏死或凋亡，哪一种表示细胞的"自然死亡"？

6. 人类结肠里有多少细菌？

7. 在人体所有器官和组织中，血液中水分含量最高，对吗？

8. 绒毛是肺里的迷你气囊，还是排列在小肠壁上的薄壁突起？

9. 新的学科，精神生物学研究什么？

10. 哪一种进食方式更健康：少食多餐，还是在一天中较短时间段内进食？

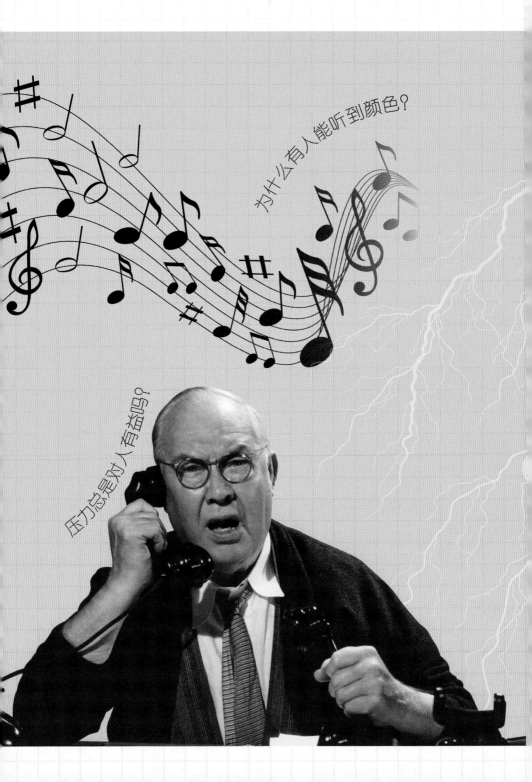

如何在雷击中生存下来?

普通人能吃吸血鬼的食物吗?

06
突发事件

普通人能在僵尸世界中幸存吗?

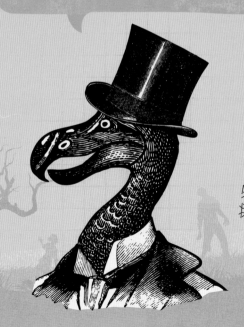

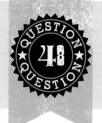

恐惧真的能让人的头发变白吗？

我们经常可以在电影中看到这样可怕的场景：某人遭遇巨大的惊吓后，头发一夜之间变白。这种现象被称为玛丽·安托瓦内特综合征，得名于法国王后玛丽·安托瓦内特，据说这位命运多舛的法国王后被送上断头台的前一晚，她的头发全白了。事实果真如此吗？

颜色变化来自发根

科学告诉我们事实并非如此。人的头发是没有生命的物质，所以一旦长长了，就不能自然地改变颜色。头发的颜色来自两种类型的黑色素，而生成黑色素的细胞称为黑色素细胞，位于接近皮肤表面的毛囊中。黑色素分为棕黑色素和真黑色素两种，棕黑色素主要为头发提供红色和金色，而真黑色素主要为头发提供深棕色和黑色。这两种黑色素协同作用，就会形成各种各样的发色。

随着年龄的增长，毛囊逐渐停止生成黑色素，此后长出来的头发会逐渐失去颜色。我们所说的灰发通常是有颜色的头发和没有颜色的头发混合在一起，无黑色素的头发实际上是无色的，而满头都是无黑色素的头发会呈现为白色，这种现象是由光学反射造成的。

任何头发颜色的变化都来自头发根部，只有在头发从毛囊中生长出来时，我们才能看到颜色的变化。专家说，头发快速变白的专业术语是"突发性白发症"，需要的时间远远超过24小时，实际上需要几个月而不是几天。

另一种解释

"早上，当他们打开门让他出去的时候，他的头发全白了……"这个鬼故事有了一个完美的结局。如果这不是真的，还有其他合理的解释吗？2013年，《国际毛发学》杂志对头发异常快速变白的现象进行了研究。专家们从1800个案例中选取了196个进行深入研究，发现了44个真实案例，他们想为此寻求合理的解释，但没有成功。

然而，专家们提出了两种可能。第一种可能是，受试者也许患有斑秃，这是一种自身免疫反应，会导致头发突然脱落。如果由于某种奇异的机制，只有

白发王后

至于玛丽·安托瓦内特，也许有一个简单的答案可以解释她一夜白发的原因。法国艺术家雅克·路易斯·戴维在王后通往断头台的路上为其所画的肖像画揭示了王后装束的一个简单变化，她的头发末端从褶皱帽下可怜地探出。历史学家认为，也许是因为狱卒没有给她戴假发或更隐蔽的帽子。其实，她的头发已经在长期的悲伤中变白了，只不过这是第一次展现在世人面前。

有色素的头发脱落，那么看起来人好像一夜白了头。但是，如果真是这样，发量会不可避免地变少，而目前并没有关于头发变少的报道。第二个可能是，至少在理论上，可以将染色的头发洗脱颜色，使其一夜之间变白。尽管已经尽了最大努力，但这两种可能似乎都无法令人信服。

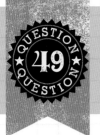

普通人能吃吸血鬼的食物吗?

德古拉和整个库伦家族都吃吸血鬼的食物——当然他们是虚构的。但是，如果普通人有此念头，是否真的有可能以吸血为生？

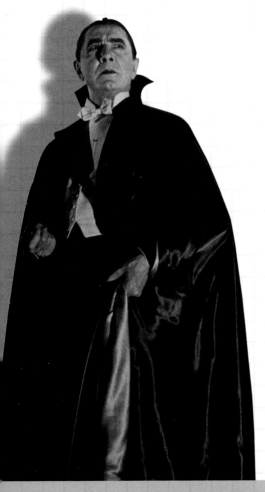

铁和其他的问题

总结出吸血鬼饮食方式的利弊很困难，因为吸血鬼是虚构的。在没有真正吸血鬼的情况下，任何事实和数字都是推测的。吸血鬼式饮食可能的优点是能够满足某些人不需要蛋白质的需求，但缺点实在太多了，因为血液里除了铁，其他维生素和矿物质微乎其微。如果有人执意通过吸血鬼的饮食方式来实现哥特式风格，那么他们必须承受很多不利的影响。

为了满足能量需求，吸血鬼需要吸食很多血液。据估计，人类血液每品脱（典型献血量）中含430~450卡（1卡＝4.19焦）能量。所以，成年男性每天需要吸食6品脱血液才能获得生存所需的能量（2500卡）。女性需要的血液摄入量可能会少一些。

血液中的铁含量很高，普通的身体每天能耐受45毫克，因而正常的血液摄入量人体能勉强应付。如果摄入过量，人体可能会患上一种危及生命的疾病，即血色素沉着症，进而产生严重的后果，包括心脏和肝脏衰竭。此外，盐是另一个值得关注的问题。血液非常咸，2品脱血液中约含盐0.33盎司（1盎司＝28.35克）（约合每天1盎司），远高于一般推荐的每日0.25盎司摄入量。而且，还需要服用一种补充剂来达到推荐的每日维生素C的摄入量，在2品脱血液中含有不足0.2盎司的维生素C，所以6品脱血液中仅含0.5盎司左右的维生素C，远远低于推荐的每日1.5盎司摄入量。即使不能致命，但没有人想冒险患上坏血病。

好的方面

吸血鬼有白天睡觉的习惯，因而他们的生活方式有一个方面符合现代生活需求。21世纪的人类长期睡眠不足，而目前的观点是，人们需要8~10小时的睡眠时间。因此，吸血鬼平均每天至少睡10小时（他们会在晚上醒来），是一种健康的生活习惯，值得人类效仿。

蝙蝠的优势

众所周知，只有3种哺乳动物是靠血液生存的，它们是3种不同种类的吸血蝙蝠（除了常见的吸血蝙蝠，还有一种长着毛茸茸腿的吸血蝙蝠和一种长着白色翅膀的吸血蝙蝠）。与人类不同的是，吸血蝙蝠已经进化出了应对吸食血液这种特殊饮食方式的能力。它们拥有超锐的牙齿，用于切割皮肤，拥有含抗凝剂的唾液（内含名叫 Draculin 的天然糖蛋白），可以让受害者的血液不凝固以供其充分吸食。另外，还拥有不寻常的肠道微生物群，其中包括大约 280 种细菌，而这些细菌会在其他动物身上引发严重疾病。

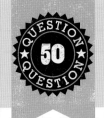

人类真的会自燃吗？

自17世纪以来，就有自燃的事件出现，这也是小说中常提及的一个热门话题。但是，人类自燃是真实的吗？或者它是一种幻想，一种悲剧性的但完全可以解释的火灾死亡事件？

如何定义自燃？

人类自燃一直是头条新闻。狄更斯在《荒凉山庄》中为可怕的小贩克鲁克安排了自燃的结局；果戈理为其经典作品《死魂灵》中的一个人物也安排了自燃的结局，据说他们均是来自当代报纸报道的。许多真实的案例都有某些共同特征：死者死亡时独自一人；虽然死者身体已经烧成灰烬，但四肢（通常是小腿或脚）完好无损；死者的周围没有起火，也没有迹象表明火是如何燃烧起来的。伴随着恐怖和神秘的色彩，自燃在"无法解释"的现象中高居榜首。

灯芯效应

如果我们把火灾是如何发生的这个问题放在一边，那么身体烧毁的特殊方式可以用维克效应来解释。人体含有大量脂肪（大多数死者体重大，且久坐不动，因此可能比一般人胖）。如果一件

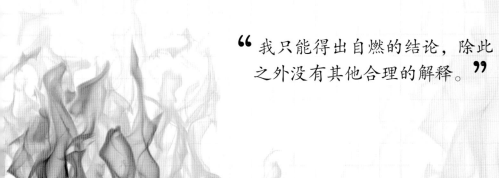

66 我只能得出自燃的结论，除此之外没有其他合理的解释。**99**

衣服或一束头发着火了，它便可以充当"灯芯"，就像点燃蜡烛的灯芯一样烧掉一个人，在燃烧过程中，人体的皮下脂肪充当"蜡烛烛体"。这便会导致人体几乎完全从内部消耗热量，在某种程度上解释了为什么很多死者周围的环境没有被破坏。

约翰·德·哈安博士在1998年进行了一项著名的实验，他将一只死猪裹在毯子里，然后用石蜡浸泡毯子的一角并点燃，以此来反复推演人体自燃的过程。结果与大多数已知的自燃案例类似，猪被烧成灰烬（除了猪蹄），但它所在的房间只受到很小的烟雾破坏。

火是如何燃烧起来的？

于是，火的来源成为这些自燃案例中最具争议的点。2011年，爱尔兰法医西兰·麦克洛林博士对迈克尔·法赫蒂的死亡做出了有史以来第一次人类自燃的正式判断：他在家中因极度严重烧伤而死亡，但周围环境完好无损。"我只剩下结论了，"麦克洛林说，"这符合人类自燃的范畴，对此我没有充分的解释。"做出如此判断的原因与其说是火灾的强度，不如说是没有找到火灾的来源。自燃的信徒提供了各种理由来佐证火是在死者体内爆发的，从甲烷的积累到一些暂时无法解释的细胞内部活动。虽然法医已经给出了他的结论，但陪审团仍然没有对此做出裁决。

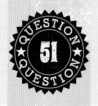

截肢者为什么还能感觉到他们失去的四肢存在?

安布罗斯·帕维是法国著名的外科医生，是16世纪中叶第一个提出幻肢综合征的人。截肢者会感觉到已经不存在的肢体仍然存在，有时还会感到疼痛，这是怎么回事?

大脑中的幽灵

幻肢现象发生在截肢者中的比例很高，一些研究估计高达95%。缺失的肢体还存在的感觉非常强烈，甚至截肢者还

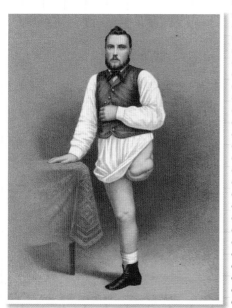

能如同肢体完好一样去试图活动它们。例如，如果一个足球飞向截肢者，他们会试图使用已经不在的腿和脚把球踢回。

目前，医学界有许多关于幻肢综合征起源的理论，包括从截肢附近的神经末梢到脊髓内的信息。大多数医学专家认为，残肢可以获取和处理通过触摸获得的信息并传递回大脑和体感皮层。许多研究发现，许多截肢者的大脑似乎并没有记录肢体缺失，大脑中负责移动和控制肢体的区域几乎没有改变。大脑中这种"正常"的情况可能会引起幻肢的感觉。

镜子疗法

长期以来，治疗幻肢疼痛的主要方法是服用止痛药，这可能会导致非常严重的后果。20世纪90年代初，加利福尼亚州圣迭戈大学的神经学家拉马钱·德兰提出了一种新的治疗方法。他使用一个简单的镜子，放置在截肢者的剩余肢体对面，通过反射可感觉失去的

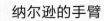

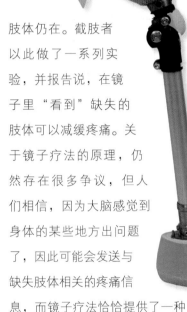

肢体仍在。截肢者以此做了一系列实验，并报告说，在镜子里"看到"缺失的肢体可以减缓疼痛。关于镜子疗法的原理，仍然存在很多争议，但人们相信，因为大脑感觉到身体的某些地方出问题了，因此可能会发送与缺失肢体相关的疼痛信息，而镜子疗法恰恰提供了一种视觉上的假象，即肢体仍在那里保持完好，这样便会欺骗大脑相信一切都很好。

纳尔逊的手臂

1797 年，纳尔逊勋爵在对特内里费海军发动攻击中失去了右臂。他是个坚强的人，传说在截肢后半小时内他就回到前线继续指挥。几周后，他的外科医生詹姆斯·法夸尔注意到残肢愈合得很好。然而，纳尔逊告诉朋友，他仍可以清楚地感觉到他的右臂，与它还在时一样。此外，他有时可以感觉到左手手指能够触摸右手手掌，即使右臂已经空空如也。然而，他没有把这种经历当作一个问题，而是把手臂的"存在"作为证明人类灵魂存在的积极证据。"如果我的手臂享受来世，"他说，"为什么其余部分不能随之而去？"

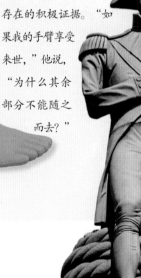

52 普通人能在僵尸世界中幸存吗?

2016年,一群就读于英国莱斯特大学物理和天文学系的学生对自己在僵尸世界中存活的可能性进行了细致研究。如果你相信有僵尸存在的话,这些学生得出的结论令人震惊。

适者生存

这项任务是一门非常有创意的、年终固定课程,学生们需要在假设的前提下应用他们的物理实践知识进行推理研究,并在同行评审的《物理专题》杂志上发表论文阐述结论。最后,两组学生分别提交了两篇论文。也许第一篇论文的结论太可怕了。学生们从一个经典的

SIR模型开始进行研究,SIR模型是一种估计传染病传播的标准方法,比如埃博拉病毒流行情况。S是易感个体的数目,I是受感染个体的数目,R是恢复个体的数目。在僵尸世界版本中,该模型变成了SZD(易感、成为僵尸、死亡)。在他们提交的第一篇论文中,他们认为人类将无法反击,并假设每个僵尸每天都能找到一个人类受害者,受害者自己变成僵尸的机会高达90％。

理论上,僵尸攻击人类的过程相当缓慢,该研究的贡献者之一克里斯·戴维斯说:"我想看看……如果电视节目能客观播出僵尸的攻击,那将非常有趣。在最初的20天里,僵尸攻击人类

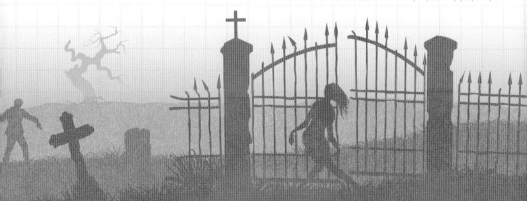

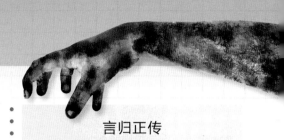

的活动不会太多，但随后将出现一个高峰，并且，在第100天时几乎无人幸存。"该小组最终估计，僵尸只需100天就能消灭绝大多数普通人类（最终只有273名幸存者，寡不敌众，幸存者与僵尸数量比大约为1：100万）。

人类的反击

第二篇论文介绍了一些更有希望的方面（对于普通人来说）。它让人类有更多的能力躲避僵尸攻击，并计算出，如果僵尸不能捕获人类，它们将只有20天的寿命。不仅如此，该论文还假定有生育能力的人要努力生育以繁衍后代，这足以扭转乾坤。在第二篇论文的结尾，推算结果表明人类能够在僵尸世界中存活。

言归正传

考虑到人类遭受僵尸攻击的可能性微乎其微，那么计算如果发生一些可能不会发生的危机事件时人类的生存概率，有什么意义？尽管莱斯特大学研究的方向并不那么严肃，但它仍然提供了疾病流行病专家如何处理严重疾病暴发的想法，以及解决这种流行病的方法。在真正的流行病防治过程中，追踪疫情回到第一个病例至关重要，因为专家能够据此追踪并计算出基本的繁殖率，即疾病传播的速度和手段。一旦速度和手段建立起来（而且只有这样），专家才能制订有效的策略来控制和应对疫情，无论是严重的冬季流感还是僵尸泛滥。

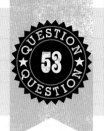
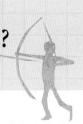

压力总是对人有益吗?

我们普遍接受了现代生活给人们带来了巨大压力这个说法,而且相信压力必然会对人体健康不利。那么,有没有可能,或者在某些情况下,压力对人有益呢?

好的压力、坏的压力

与生活类杂志的论调相反,高水平的压力并不是什么新鲜事。从智人时代开始,人类就一直生存在压力之下,那时的压力是不得不直面尼安德特人的狩猎竞争,为了最后一只当地猛犸。竞争这个词本身包罗万象,可以意指任何事情,从安排满满的工作时间表或社交活动,到应对严重的疾病或死亡。为了区分好的压力和坏的压力,科学家倾向于使用不同的术语,即良性应激(好的压力)和慢性压力(坏的压力)。良性应激可以提供动力来激励自己更加努力,而慢性压力则会长期拖累人的情绪和健康。

于人类而言,压力建立了一个早期警报,人体通过大脑底部的下丘脑可以检测得到,反过来促使人体分泌许多激素,包括肾上腺素和皮质醇。我们可能会有这种感觉,在突发事件发生时,人们会更清晰地思考,更果断地抉择,这得益于人体新分泌的激素的召唤作用。肾上腺素会提高人的心率和血压,而皮质醇则会促使更多的葡萄糖释放到血液中,同时减缓在紧急情况下不太重要的身体功能的生理运动。不仅如此,压力会使人的免疫系统处于高度戒备状态,随时准备在需要时提供保护。适当的压力会激励人们专注于眼前的事情,并促使人们乐观、积极地面对任何困难。

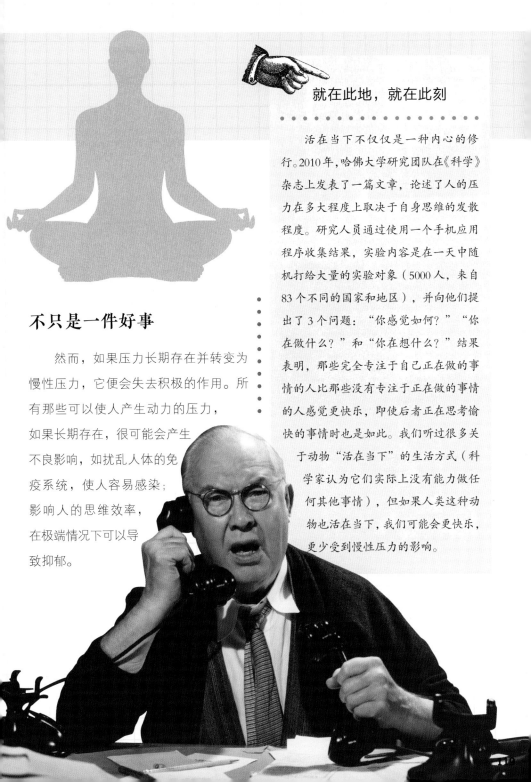

就在此地，就在此刻

活在当下不仅仅是一种内心的修行。2010年，哈佛大学研究团队在《科学》杂志上发表了一篇文章，论述了人的压力在多大程度上取决于自身思维的发散程度。研究人员通过使用一个手机应用程序收集结果，实验内容是在一天中随机打给大量的实验对象（5000人，来自83个不同的国家和地区），并向他们提出了3个问题："你感觉如何？""你在做什么？"和"你在想什么？"结果表明，那些完全专注于自己正在做的事情的人比那些没有专注于正在做的事情的人感觉更快乐，即使后者正在思考愉快的事情时也是如此。我们听过很多关于动物"活在当下"的生活方式（科学家认为它们实际上没有能力做任何其他事情），但如果人类这种动物也活在当下，我们可能会更快乐，更少受到慢性压力的影响。

不只是一件好事

然而，如果压力长期存在并转变为慢性压力，它便会失去积极的作用。所有那些可以使人产生动力的压力，如果长期存在，很可能会产生不良影响，如扰乱人体的免疫系统，使人容易感染；影响人的思维效率，在极端情况下可以导致抑郁。

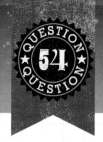

人在太空中还能正常工作吗?

为了回答这个问题,我们要限定一下条件,"在太空中"意味着要么安全地待在空间站,要么正穿着装备齐全的太空服进行短时间的太空行走。如果在没有装备的情况下被扔进太空,人类将会即刻迎来糟糕的结局。

平衡、骨骼及长高

太空旅行扰乱了人体内耳的精确平衡,所以宇航员至少会出现一两天的恶心症状。大多数宇航员表示这与其他类型的旅行不适并无不同。但失重是很难适应的。许多宇航员发现在失重条件下睡觉很困难而且很不舒服(即使睡觉时身体会被绑在舱里,但手臂会飘浮起来,而头部会向前坠落)。在返回地球后,宇航员面临的最大困难是需要花费一段时间才能记住不能随意地把物体放在半空中。另一个影响深远的问题是,由于没有重力而导致的人体骨密度下降。宇航员在太空停留3个月,骨密度可能降低至少14%,而且有记录表明有些宇航员骨密度会降低30%。没有人喜欢过早老化的骨骼,所以宇航员每天至少需要运动2小时,以避免流失太多的肌肉或骨骼。一旦回到地球,他们需要参加理疗康复计划。另外,他们每天最好吃25~30个西梅,这不是为了保持大便规律(很少有关于便秘的报道),而是因为西梅所含的高水平抗氧化剂有利于骨骼健康。

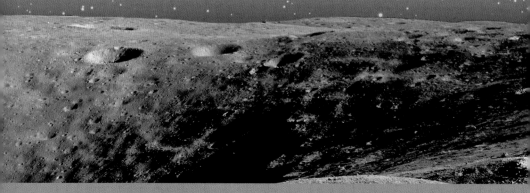

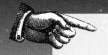

在外太空的境遇

如果人在没有太空服保护的情况下飘浮到太空中，马上就会出问题，尽管人类可能会存活一两分钟。太空中没有空气，所以一旦进入太空，人很快就会失去意识。试图屏住呼吸也是不可行的，因为缺乏外部压力，人体内残留的空气会迅速膨胀进而撑裂肺。当你试图解决呼吸难题时，体内的液体会开始沸腾，因为在外太空环境下，液体的沸点会降低到人体体温之下。1966年，一位名叫吉姆·勒·布兰克的宇航员在飞行前模拟太空条件时，他的太空服突然发生泄漏。最终，他获救了，但他回忆说，在失去意识之前他感觉到唾液正在舌头上沸腾。

由于没有重力，身体里的液体就会上升，虽然不会产生什么危险，却令人生厌。而在地球上，重力有助于体内液体流向下半身。因此，宇航员的脸颊往往会像花栗鼠般肿胀，而且鼻腔常常堵塞。另外，宇航员在太空中身高会增高约3%，但对于大多数宇航员而言，最多只会增加2英寸（关于这种情况发生的原因，请参阅p.46）。宇航员的太空服是专门为他们量身定做的，所以即使他们长高了，太空服也会适合他们。宇航员一旦回到地球，身高就会恢复如初。

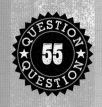

如何在雷击中生存下来?

在雷击中生存下来的最直接的措施是避免被雷击。据统计,在钓鱼时被雷击的受害者总数要多于其他任何活动招致的雷击受害者总数。所以,如果你是一个热衷于钓鱼的人,你需要慎重考虑这项休闲活动的安全性。

最坏的情况

我们基本都知道尽量不要在雷雨天气外出。如果能听到雷声,证明我们正身处危险区域,并且正置身于雷击范围内。如果可能,尽量转移到地势低的地方,确保远离任何高大的树木。蹲在地上,保持平衡,同时并拢脚后跟。确保

身体不接触任何可以导电的物体(如一个带有金属扣的袋子)。这样做,可以让自己尽可能低矮,并且尽可能减少与地面接触的面积。

在室内更安全吗?

毫无疑问,待在室内要比待在室外安全得多。但要避免使用任何电子设施,同时避免用水。切记,现在可不是淋浴或泡澡的时候。另外,还要避免接触任何金属(如窗户或门框),直到风暴结束。

> **毫无疑问,待在室内要比待在室外安全得多。但是要避免使用任何电子设施,同时避免用水。**

世界上最糟糕的地方

先忘记担忧,让我们了解一下生活在刚果民主共和国 Kifuka 村的居民,那里每年发生的雷击次数比地球上任何地方都多,平均每年每平方千米内出现 158 次闪电。生活在那里的居民每天都有太多闪电需要躲避。

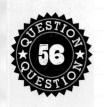

为什么有人能听到颜色？

这种现象称为通感症，可描述为感官的不自觉组合。听到颜色可能是最典型的例子，但通感症其实还有许多表现形式，如有人在听到声音的同时能闻到气味，有人触摸到不同的纹理时可以产生不同的情感，还有的人可以将单词和不同的味道联系在一起。

大脑的游戏

通感症最早发现于19世纪，之后医学界对其进行了大量研究，虽然创建了几种不同的理论，但仍然没有解释清楚病因。通感症具有家族易感性，这意味着其可能有遗传特征。有一个观点认为，大脑皮层的感觉区域本来各司其职，由于不同区域之间的神经连接而导致了通感症，例如，听觉与视觉通过神经产生了额外的联系。另一个观点认为，每个人都有潜在的神经通路体验通感，但由于某些尚不明确的原因，只有一小部分人的大脑使用了这些潜在通路。很明显，在达成共识之前，对于通感症的成因我们还需要做更多的研究。

语言的感觉

最近，一个非常有趣的研究把语言和通感联系起来了。早期学习第二语言，但不会说双语的人（也就是说，他们从婴儿期就不会同时说两种语言）更有可能具备通感能力。这表明通感可能是对复杂学习过程的某种心理反应，例如掌握语法或学习音乐，在大脑潜意识里相当于幼儿园的小朋友学习字母表，会感到所有的字母B都是红色的，而所有的字母R都是蓝色的。

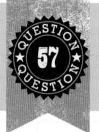

为什么人的肘部麻筋被击中或者脚指头踢到硬物会那么疼？

人的肘部麻筋被击中或者脚指头踢到硬物会引起短暂、剧烈的疼痛。客观来说，肘部和脚趾受轻伤对人体而言并不是特别严重的伤害。那么，为什么会引起如此极端的疼痛呢？简单的答案是，这种现象与神经末梢的特定位置有关。

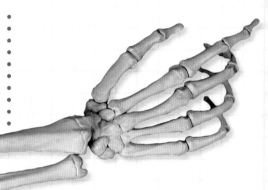

末梢会即刻受到非常猛烈和快速的刺激，进而引发巨大的痛觉风暴。

都是因为神经

我们的脚为我们努力工作，像大多数直接与外部表面相互作用的身体部位一样，它们富含神经末梢，即疼痛感受器，那些神经末梢既能发出警告，又能起引导作用。有大量的神经意味着，如果你的脚触碰到一些可能带来痛苦或危险的东西，它可以非常快地发出警告。由于脚趾没有脚垫，如果走得很快，在一只脚向前迈出之时，着地的后脚脚趾会承受两倍体重的压力。因此，当脚趾受伤时，大量的神经

并不好笑

当人的肘部麻筋被击中时，钻心的疼痛也是源于神经，或者在这种情况下，源于尺神经。尺神经是一条主要的神经，起始于脊柱，末端在无名指和小指的尖端。它沿着手臂走行，通过肘部。在人的上臂与前臂的桡骨和尺骨连接之处，有一个点叫作肘管，在那里尺神经走行于骨骼和皮肤之间，并且相对没有保护。当这一点被击中时，人会感到剧痛，从肘部到指尖，感觉就像电击一样。

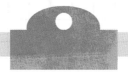

突发事件

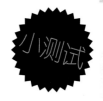

小测试

. . . .

　　人体是复杂的，但总的来说，是可预测的。它可以出乎意料地对令人惊讶的事件做出反应，从巨大精神压力到雷击或太空旅行，不胜枚举。你还知道哪些意外发生时的身体反应？

. . . .

问题

1. 传说谁的头发一夜之间变白了？苏格兰的玛丽女王，还是玛丽·安托瓦内特？

2. 在哪里可以找到天然糖蛋白Draculin？

3. 你能列举出两位伟大的作家在他们的作品中描述的人类自燃的案例吗？

4. 2011年，哪个国家首次正式宣布自燃死亡？

5. 在1797年的海战中，哪个海军人物失去了他的右臂，成为历史上最著名的截肢者之一？

6. 如果没穿太空服就暴露于太空，身体为什么会热血沸腾？

7. 最有可能被雷击的地方在哪里？

8. 哪种类型的压力是有益的？慢性压力还是良性应激反应？

9. 肘管位于脚踝和膝盖之间是真是假？

10. 能听到颜色，闻到声音，品尝出词语的味道，这是什么情况？

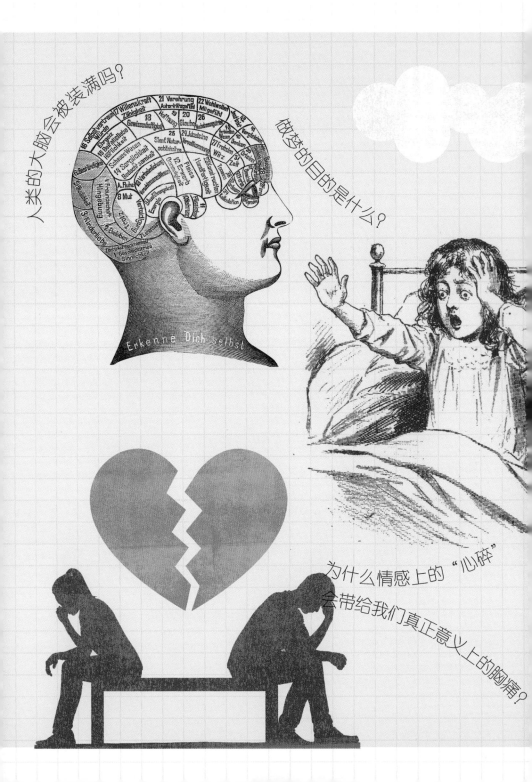

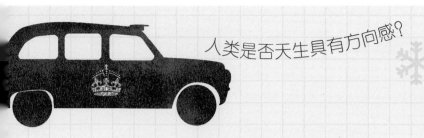

人类是否天生具有方向感？

07
大脑的奥秘

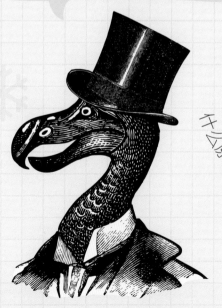

什么原因导致了大脑冻结？

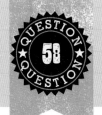

人类的大脑会被装满吗?

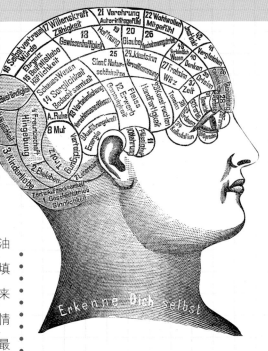

这个场景是不是似曾相识? 你感觉大脑里装满了信息, 无论多么努力, 你都找不到想要的具体信息。人的大脑真的会被装满吗? 真的会因此无法接收新的信息了吗?

需要归档系统的图书馆

答案是否定的, 因为大脑不是油箱, 它的运作方式远比一个简单的"填充"机制复杂得多。很长一段时间以来人们都知道, 记忆是确保我们在不同情况下进行适当思考和行动的关键, 是最复杂的系统之一, 涉及大脑的许多不同领域。如果没有一个精确的方法来寻找特定的信息, 那么大脑中的海量信息便毫无用处。好比如果没有高效的归档系统, 世界上最大的图书馆也无法正常运行。

在人体中, 大脑深处的马蹄形结构, 即海马体的功能之一是储存。但当我们需要特定的记忆时, 前额叶皮层, 即覆盖大脑额叶的一部分, 可以帮助我

们过滤信息。这意味着当我们想要某一个特定的记忆时, 不必有意识地回顾所有记忆。

我忘记了要去忘记

早在1955年, 当猫王唱出这句经典歌词"我忘记了要去忘记"时, 没有人认为他是在表达一种科学原则, 而是一种浪漫的抒情。研究表明, 遗忘是保持记忆效率的关键。随着新材料源源不断

地补充进大脑，一些早期的、较少使用的记忆可以暂时搁置一旁，以确保记忆的敏捷性。

2015年，一篇发表在《自然神经科学》上的论文记录了一项实验，该实验似乎表明，如果大脑对特定的东西进行了一般的搜索，前额叶皮层就会筛除不太相关的记忆。如果有一些相关的记忆，前额叶皮层似乎会确保"正确"的记忆被推为首选。"正确"的记忆被找到之后，如果以后再被寻找，它会比不常使用的记忆吸引更多的大脑活动。反复被想起的记忆，会经常被取出和"使用"，这可以在最大限度上激活大脑。

超级记忆

很多人希望自己的记忆力更好，但如果你能记住到目前为止你生命中的每一天，包括每一天完整的、痛苦的细节会怎么样？患有甲亢综合征的人就可以做到：随便问他们5年前某一次约会吃了什么，他们都能准确无误且毫不犹豫地告诉你答案。亚历山大·卢里亚是苏联心理学家，神经心理学的创始人之一，也是最早记录这种情况的人之一。S先生是20世纪20—30年代他在莫斯科的一位患者。S先生不顾一切地想从他包罗万象的记忆中删除一部分，首先他把这些想删除的记忆写在纸上，希望能忘掉它们，失败之后，他又把纸烧成灰烬（还是不起作用）。现在看来，S先生很可能患有甲亢，尽管这个词直到21世纪初才被创造出来。

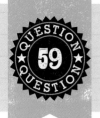

什么原因导致了大脑冻结？

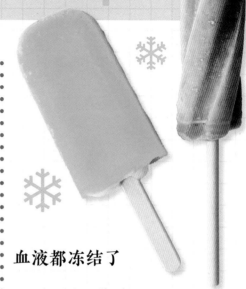

很多人都会对突然间"大脑冻结"的感觉非常熟悉，这种情况也被称为"冰激凌头痛"，强烈的刺痛通常发生在摄入冰冷的饮料或零食期间或之后。这种症状通常是由人嘴顶温度的突然变化引起的。

像冰一样凉

大脑冻结的科学术语是蝶腭神经节神经痛，字面意思是"蝶腭神经节的神经痛"。蝶腭神经节是一组负责将感觉从人的嘴顶传递到大脑的神经。人的口腔被血管包围，血管在寒冷时会收缩，以防止热量进一步散失。当人快速地吃或喝一些温度非常低的东西时，嘴通常无法及时调控温度。其中，嘴顶最受影响，因为那是人的颈内动脉（为大脑供血的动脉）和大脑前动脉（沿着大脑前部走行，位于脑组织表面）相遇的地方。

血液都冻结了

当温度下降时，颈内动脉和大脑前动脉会收缩。大脑会向它们输送额外的血液来促进升温，使其迅速膨胀。这些血流的快速变化会被覆盖在大脑外部的脑膜上的疼痛受体感知。疼痛信号通过三叉神经传播，三叉神经是头部分布最广的神经之一。至于为什么在大脑冻结时人会感到额头或眼睛后面（而不是口腔顶部）疼痛，一种解释是，这种疼痛属于牵涉痛，会沿着神经进一步表现出来。另一种解释是，整个大脑中血液流动的改变会导致搏动性头痛。大脑冻结在研究对象中很常

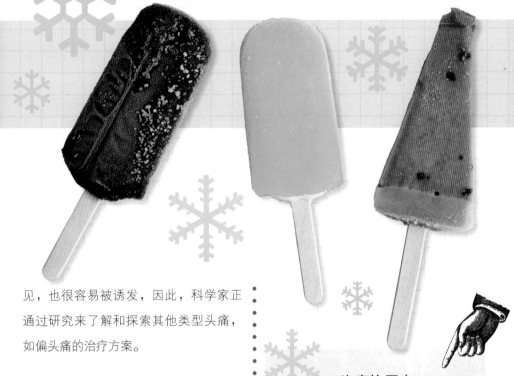

见，也很容易被诱发，因此，科学家正通过研究来了解和探索其他类型头痛，如偏头痛的治疗方案。

如何治疗大脑冻结

血管扩张（通过血管扩张来增加血流量）被视为一种防御机制，由身体启动以帮助保护大脑免于过度寒冷。通常，大脑冻结的症状很快就会消失，但还是可以通过采取一些措施来避免事故发生或帮助大脑恢复。第一，避免食用过于寒冷的食物（如果避免不了，适量适度，切忌狼吞虎咽）；第二，发生大脑冻结时，喝一些温热的水，或者把舌头放在口腔顶上取暖；第三，用手捂住张开的嘴和鼻子，快速呼吸以增加流向上腭部的温暖空气。

头疼的历史

尽管大脑冻结最早于19世纪50年代在医学文献中就被讨论过，直到1939年出版的《我们不追寻乌托邦：苏联的贵格会家族》一书中才得到第一个流行的参考。作者瑞贝卡·泰伯与丈夫美国医生亨利·泰伯于1936年搬到俄罗斯居住，希望在那里投身于防治可预防的疾病。她写道："寒冷的天气，你的鼻子和指尖变得相当麻木……如果不继续摩擦额头，你就会遭受我们之前所说的'冰激凌头痛'。"

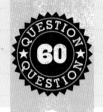

做填字游戏有助于预防老年痴呆吗？

类似的信息可能一直充斥在我们周围，即保持头脑敏捷，做大量的填字游戏和数独游戏，这样会降低人们年老时患阿尔茨海默病（俗称老年痴呆症）的概率。这种说法正确吗？

环境与遗传

以上说法部分正确。对于阿尔茨海默病的研究有很多，也有很多不确定的结果。但其中似乎有一点是无误的，即大约1/5的人携带的载脂蛋白E4基因会发生突变，这使他们晚年罹患阿尔茨海默病的风险加倍。对于那些载脂蛋白E4基因发生变异的人来说，做填字游戏、数独游戏以及任何其他有助于活跃大脑的活动，都有助于延缓异常蛋白质在大脑中的沉积(通常称为斑块)，而这些沉积与阿尔茨海默病的发展密切相关。因此，多做这些有助于活跃大脑的游戏和活动吧，最起码对身体没有任何伤害。

坚持跳舞

当然，没有必要把自己限制在填字游戏中。斯德哥尔摩卡罗林斯卡研究所针对老年人进行了一项研究。研究人员对芬兰超过1 200名年龄在60~77岁之间的受试者进行了抽样调查，并在2009—2011年将其中一半人的生活搞得天翻地覆，当然是以积极的方式。这些受试者接受了运动和有氧运动课程训练，并通过分级的电脑游戏进行大脑训练。同时，他们的饮食结构被彻底改变，食物变为大量的蔬菜、鱼和健康油。不出所料，在这一时期结束

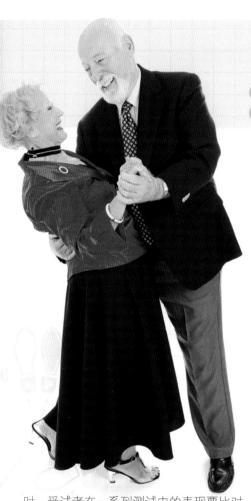

Kivipelto教授总结道："建议老年人即使无法实现生活方式的全面改变，也应该参与额外的或不同的活动，一次一项。"她最推荐的活动是跳舞。对于老年人来说，这不会像去健身房那般可怕，而且这项活动可以为老年人提供乐趣和一些社交互动，同时达到锻炼身体的目的。因此，对于老年人来说，如果已经采取了一些保持大脑活跃的措施，可以再考虑一下每周增加一堂舞蹈课。

更高的受教育水平

有越来越多的迹象表明，更高程度的教育也可能有助于易患阿尔茨海默病的人躲过一劫。斯德哥尔摩卡罗林斯卡研究所的另一项研究结果表明，患阿尔茨海默病的概率与人们的受教育程度之间存在相关性。从小学毕业一直到获得大学学位，人们每多接受一年教育，患阿尔茨海默病的概率就会相应降低。

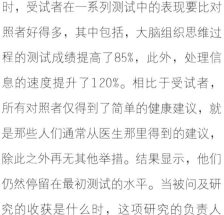

时，受试者在一系列测试中的表现要比对照者好得多，其中包括，大脑组织思维过程的测试成绩提高了85%，此外，处理信息的速度提升了120%。相比于受试者，所有对照者仅得到了简单的健康建议，就是那些人们通常从医生那里得到的建议，除此之外再无其他举措。结果显示，他们仍然停留在最初测试的水平。当被问及研究的收获是什么时，这项研究的负责人

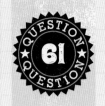

普通人能骗过测谎仪吗?

多年来测谎仪一直是电影和真人秀节目中经常出现的重要道具,尤其常见于警察审问罪犯过程中。但是测谎仪或测谎仪测试有多可靠?普通人能通过特殊训练做到瞒天过海吗?业内资深人士声称,除了反社会者,谁都可以成功地骗过测谎仪。

来自血压的考验

第一台测谎仪是经过改良的血压袖带,由心理学家、律师、发明家威廉·穆尔顿·马斯顿于1917年发明。顺便说一句,他的笔名

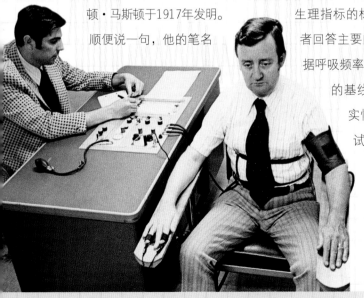

为查尔斯·穆尔顿,是《神奇女侠》的创作者。3年后,加利福尼亚州警察约翰·奥古斯特·拉森将其命名为"测谎仪"(来自希腊语,意思是"多种语言")。拉森通过它不仅可以测量受试者的生理变化,而且还能在纸上将这些变化绘制出来。

测谎仪如何工作?

现代测谎仪背后的原理是,被测者首先回答一系列让他感到舒适放松的问题,通过这一过程描绘出被测者一系列生理指标的标准曲线,之后,在被测者回答主要问题时,研究人员可以根据呼吸频率、出汗水平、脉搏和血压的基线来判断被测者答案的真实性。现代测谎仪还可以测试"皮肤电导率",即当人感受到压力时,皮肤会成为更有效的电导体的现象。一些版本的测谎仪也会通过核磁共振(MRI)结果进行判断。

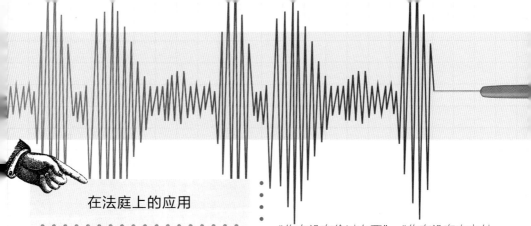

在法庭上的应用

大多数刑事法庭仍然不接受多图测试。不过，在其他场合中，如在遴选安全生产候选人的面试中，多图测试经常被使用。在某些情况下，被定罪的罪犯为了证明自己的清白，会进行测谎仪测试。尽管如此，目前看来，测谎仪测试仍无望在法庭上作为证据。

建立基线

多图测试要由熟练的测试人员进行操控，他们需要接受大量的训练来判断结果（并不像外行人想象的那样是例行公事）。测试开始之前，被测者和测试人员会进行一般的聊天。当测试开始时，最初的问题通常是无关痛痒的。在这些问题之后通常会有一些控制问题，在此过程中被测者至少会说一个善意的谎言。这些问题涉及很多方面，其中一些是主要的，比如

"你有没有偷过东西""你有没有在未付钱的情况下从商店拿走东西"等。奇怪的是，我们可能都相信，大多数人会在某一时刻撒谎。也就是说，被测者会在回答某一个问题时说谎。事实的确如此，现实生活中，几乎每个人都会在某个时刻偷了一些东西，无论大小，正如测试人员所知。测谎仪会根据被测者的生理反应来判断其是否正在说谎，然后测试人员会将更多的主要问题混入提问中。

我该如何骗过测谎仪？

怀疑论者声称任何人都可以欺骗测谎仪。他们提出了作弊方法，比如，在被测试时思考一个复杂的数学题，或者效仿电影《海洋的十一》中的情景，在鞋子里偷偷放一颗图钉，这样人的生理反应基线就会高于自然水平。随后，当被测者撒谎时，测谎仪上就不会出现相应的峰值。

人类是否天生具有方向感?

我们都知道有些人似乎有一种与生俱来的方向感,甚至在陌生的街道上也知道自己身在何处。我们不禁好奇,这是他们天生的能力,还是一种熟练的技能,还是两者兼而有之?

由细胞决定

与其他哺乳动物一样,每个人体内都有一个内置的GPS(全球定位系统),即神经元,它们的工作是帮助我们导航。在人类大脑深处的海马体中存在着定位细胞。除了很多其他功能外,海马体还负责记忆。尤其是定位细胞,可以帮助我们了解自己在周围环境中的位置,进而在脑海中绘制一张周围环境的地图。与海马体相邻的是内嗅皮层区域,该区域包含另外两种类型的细胞,这些细胞可以与定位细胞一起提升方位感。这两种类型的细胞是网格细胞和头部朝向细胞,网格细胞帮助我们在不同位置之间移动时进行导航,头部朝向细胞,如其名,可以让我们清楚头部所朝向的方向。这3种细胞的运行机制都很复杂,人类对其还未完全理解。研究人员认为,网格细胞和头部朝向细胞是协同工作的。

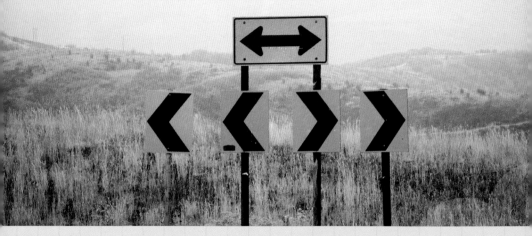

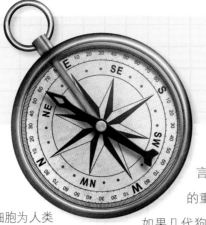

知道你的路

显而易见，这3种细胞为人类提供了一个基本的导航。那么为什么有些人会比其他人更快地找到路？这可能与细胞间信号的强度有关，特别是那些在内嗅皮层中的信号。所有人身体内都有这种信号，但在有些人身体中，这些信号更强大。海马体和内嗅皮层是阿尔茨海默病患者最常被破坏的两个区域，有人认为，这可能是患者失去方向感的原因之一。失去方向感往往是阿尔茨海默病的早期症状之一。

放弃那个技能

即使是最非凡的"天生感官"，如果疏于使用，它们的功能也可能退化。最近有一项针对狗嗅觉的研究很有代表性。在研究过程中满足了狗的所有需求，并使其与人类不断互动。对狗而言，气味不是游戏或活动的重要组成部分。

如果几代狗都缺乏与嗅觉相关的训练，那么天生强大的嗅觉功能也会慢慢退化。一些应用GPS的实验表明，人类的方向感也会受到类似影响。对GPS的持续依赖使用可导致用户对周围环境不了解，他们很难进行"微导航"（即使用特定的地标来计算下一步的旅程），因为GPS使这种能力逐渐丧失。所以，如果担心自己的方向感消失，试着使用地图导航一些旅程，而不是完全甩给GPS。伦敦出租车司机以脑海里存有偌大的伦敦地图而举世闻名，他们会在工作和磨炼中实践"知识"，这是获得出租车执照的必备技能。伦敦学院大学进行的一项研究表明，伦敦出租车司机的海马体比平均值大，这可能并非巧合。

有人天生就是瘾君子吗？

有一大群人喜欢定期喝酒或尝试毒品，但只有一个人成了酒鬼或瘾君子，为什么？在过去，成瘾被归结为人们道德的缺失；现在，虽然成瘾周围的心理环境还没有被完全理解，但专家普遍认为人的成瘾倾向是由遗传因素、环境因素和心理因素共同作用的。

完美的风暴

没有一个单一的因素能导致人们对某事物成瘾，但确实存在一定的遗传因素。在澳大利亚进行的一项大型研究发现，虽然赌徒更有可能携带某种基因，但一些嗜赌成性者并没有携带这种基因，而有些携带这种基因的人并没有成为赌徒。可以这样认为，遗传因素是一种倾向，而不是一种预测。环境因素也起着一定的作用。瘾君子的孩子如果是由父母抚养长大的，成瘾可能是这些孩子生活环境和遗传的一部分，他们通常更有可能成为瘾君子，但绝不是所有瘾君子的孩子都会成为瘾君子，这个过程还受心理和化学方面因素的影响。大脑中与成瘾关系最密切的部分是边缘系统，它是大脑深处一组复杂的结构，通常被称为大脑的"奖励系统"。边缘系统有许多功能，使人对某事物成瘾可能是其中之一。有些人的边缘系统更加敏感，这可能会导致他们有某种对一些化学物质沉迷的倾向。如果某人3个因素，即遗传因素、环境因素和心理因素都具备，那么可能的结果就是成为瘾君子。

上瘾的"特定需要"源自药物、酒精甚至赌博引起的神经递质释放。神经递质附着在受体细胞上，但在那里停留很短的一段时间后就会分解。成瘾物质干扰了细胞处理多巴胺的方式。最开始，成瘾的经历会产生一种令人愉快的感觉，随着时间的推移，随着"兴

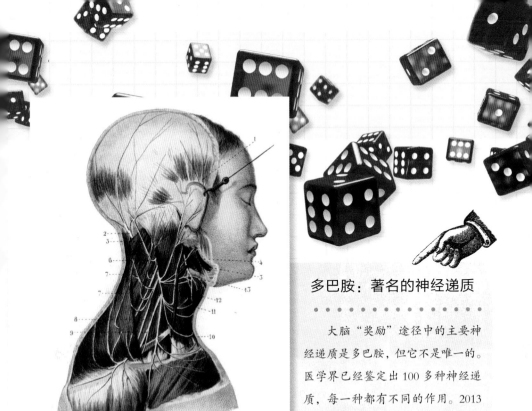

多巴胺：著名的神经递质

　　大脑"奖励"途径中的主要神经递质是多巴胺，但它不是唯一的。医学界已经鉴定出100多种神经递质，每一种都有不同的作用。2013年，在《卫报》上刊载的一篇文章中，来自伦敦学院大学的神经心理学家沃恩·贝尔讽刺性地将多巴胺称为"神经递质里面的金·卡戴珊"，他质疑了多巴胺派对动物的名声，并指出多巴胺发挥什么作用取决于它位于大脑中哪个位置。这篇文章取笑了越来越多的科普文章将几乎任何上瘾倾向都归咎于多巴胺，只要有研究称某种物质会提高多巴胺水平，那么它立即会被宣布为危险的上瘾制造者。虽然这在某种程度上是正确的，但绝非完全正确。

奋剂"的反复使用，大脑会进行调整适应，结果是，要么神经递质释放减少，要么对这些兴奋剂敏感的细胞的反应变得迟钝。这就形成了一种恶性循环，之前已经足够的兴奋剂剂量，很快就不足以让瘾君子获得同样的快感，这就是瘾君子难以戒除成瘾的原因。

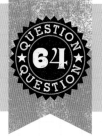

牵涉性痛有什么作用？

你可能听说过在心脏病发作之前可能会出现剧烈的疼痛，一般发生在左肩和手臂或肩胛骨之间，而不是胸部。这种疼痛被称为牵涉性痛，是大脑发出的信号混合的结果，但问题却源于心脏。那么，大脑是否只是犯了一个错误？

牵涉性痛是如何产生的？

当疼痛信号从身体上的某个部位发送到脊髓时，似乎总会出现牵涉性痛，并以某种方式刺激不受疼痛来源直接影响的神经，导致身体其他部位也会出现疼痛感。目前，这一现象的成因依旧成谜，但它似乎源于大脑的混乱。疼痛本身应该发挥疼痛的通常作用，即提醒身体主人注意一个需要注意的问题。但是，在确切的疼痛位置未知的情况下，牵涉性痛可能会对医护人员造成困扰，使他们不得不在疼痛周围寻找罪魁祸首。

疼痛的作用

虽然牵涉性痛对患者来说很痛苦，但与那些感觉不到疼痛的人相比，这确实是一个很小的问题。这种疾病称为 CIP，即对疼痛的先天性不敏感，在 1954 年首次被发现，并且非常罕见，世界上只有几百人被认为患有这种疾病。它偶尔会出现在恐怖电影中，某个人物几乎是超人的形象，因为他感觉不到疼痛，所以是一个不可战胜的对手。但对于 CIP 患者来说，现实情况却截然不同。疼痛的作用是警告你不要把自己置于危险之中，然而 CIP 患者总是以非常危险的方式行事（事实上，许多人在事故中英年早逝，只是因为他们在没有任何警告之下无法保持谨慎）。远离疼痛并不是拥有超人的力量。事实上，这是非常危险的事情。

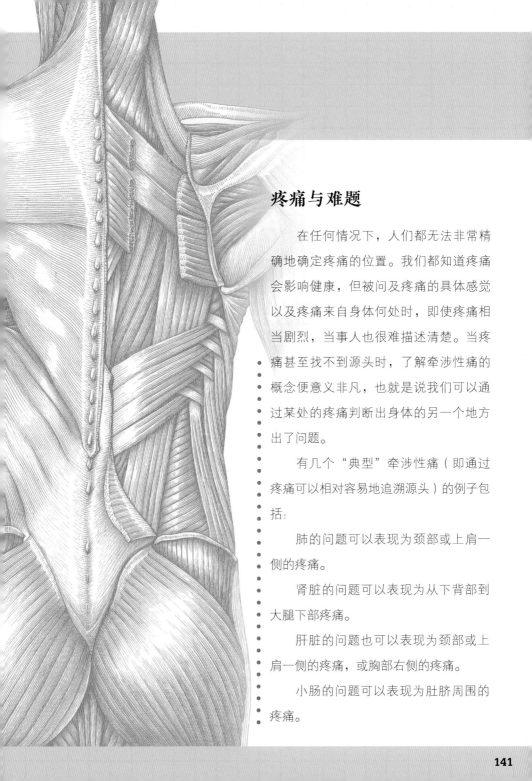

疼痛与难题

在任何情况下，人们都无法非常精确地确定疼痛的位置。我们都知道疼痛会影响健康，但被问及疼痛的具体感觉以及疼痛来自身体何处时，即使疼痛相当剧烈，当事人也很难描述清楚。当疼痛甚至找不到源头时，了解牵涉性痛的概念便意义非凡，也就是说我们可以通过某处的疼痛判断出身体的另一个地方出了问题。

有几个"典型"牵涉性痛（即通过疼痛可以相对容易地追溯源头）的例子包括：

肺的问题可以表现为颈部或上肩一侧的疼痛。

肾脏的问题可以表现为从下背部到大腿下部疼痛。

肝脏的问题也可以表现为颈部或上肩一侧的疼痛，或胸部右侧的疼痛。

小肠的问题可以表现为肚脐周围的疼痛。

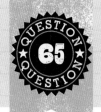

做梦的目的是什么?

很难确切地说做梦的目的是什么。几个世纪以来，梦境吸引着许多职业的和业余的研究者，但尽管受到如此广泛的关注，做梦的成因仍然扑朔迷离。

每个人都会做梦

即使醒来后记不得内容（人们会忘了他们一生中做过的90%的梦），一个人每天晚上可能都会做3~6个梦。我们如何知道？因为许多科学研究已经证实，人20%~25%的睡眠时间是在快速动眼睡眠中度过的，快速动眼睡眠表明人在做梦。

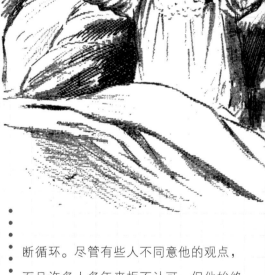

梦境的理论

西格蒙德·弗洛伊德被誉为精神分析之父，他是第一个提出梦境理论的现代伟人。在1899年出版的《梦的解析》中，他认为梦从根本上说是一种意愿的表达，即每个人都有机会探索他们清醒时不敢表达的想法甚至潜意识。在这本巨著出版至今的120多年里，弗洛伊德的理论一直处于争论、否定和承认中，不断循环。尽管有些人不同意他的观点，而且许多人多年来拒不认可，但他始终为此做足了辩论的准备。

尝试最爱

关于做梦的目的，有很多研究理论。当前最受欢迎的理论有3个：

避免做噩梦的诀窍

睡前吃奶酪会做噩梦，这是一个传说。但有一些研究似乎表明，早睡可能会降低做噩梦的概率。2010 年，有两项研究（一项来自土耳其，另一项来自加拿大）发现，晚睡的人做噩梦的概率较高。目前还不清楚原因，但有一种理论认为清晨皮质醇水平会自然升高。按照常理来说，这个现象会发生在人睡醒之前，但如果我们晚睡，皮质醇水平上升可能发生在我们还处于快速动眼睡眠期间，因此会促使我们做一个异常生动、奇异或只是简单可怕的梦。

第一个理论称为激活合成假说。该理论认为梦并没有真正的内在意义，相反，梦是从人们的思想和感觉中随机选择而成的，这些思想和感觉是由大脑中的电脉冲构成的。当我们醒来时，大脑有意识地试图把这些随机选择变成"故事"，并试图理解它们。

第二个理论认为，梦是大脑处理信息的副产品。在我们睡觉时，大脑通过运行来认知和存储它在前一天获得的所有信息，而梦要么是这个信息加工过程中的废料，要么可能是这个信息加工过程中的一个人类尚未知晓的阶段。

第三个理论是威胁模拟理论。该理论解释了梦是一种模拟过程。这表明，威胁性的梦给人类提供了一次对现实生活中可能出现的困难情况的心理排练，这样可以帮助确保人们在清醒时做出最务实的决定。这一理论也阐释了除人类以外的动物也做梦的情况。

为什么情感上的"心碎"会带给我们真正意义上的胸痛?

我们知道疼痛是大脑的感觉。那么,为什么当我们情绪不安时,通常会感觉胸口痛,就好像疼痛真的源于心脏一样。

大脑的疼痛

有很多我们一直使用的词语用于描述大脑的疼痛,比如我们说"心痛",我们说感到"心情沉重",或者当事情真的很糟糕时,我们感觉"心碎"。疼痛,虽然可以遍布全身,但源于大脑。大脑中的前扣带回皮质区域同时处理身体和情感的疼痛,而没有将两者区分。我们知道,情绪困扰可以提升心率,使肌肉紧张,并使人感到恶心。

心碎的化学原理

化学物质起了一部分作用。当我们感到不开心或沮丧时,能使人感觉愉悦的多巴胺和可以提供全方位幸福感的催产素会被皮质醇和肾上腺素取代,它们进入身体系统后很少起良性作用。它们会使人的肌肉紧张起来,要么准备战斗,要么准备逃跑,进而导致人胸部出现不适的紧绷感。

神经压力

前扣带回皮质的过度应激也可能引起迷走神经的额外活动。迷走神经是一种主要的神经通路,从脑干向下穿过颈部、胸部和腹部。如果人所受压力过大,迷走神经会引发身体上的疼痛和恶心。这就是我们感觉心碎时身体出现的相应反应。

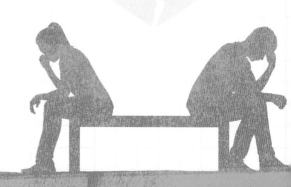

性爱能够缓解头痛，还是适得其反？

如果你不想亲密接触，头痛就是世界上最老套但最有效的借口，但如果你真的头痛，性爱能起缓解作用，还是会使疼痛加剧？

比止痛药效果好

对于缓解某些类型的头痛，性爱的确行之有效。它有助于减轻偏头痛或丛集性头痛带来的痛苦（一些头痛患者实际上将性爱作为一种缓解疼痛的有效方法）。2013年，德国门斯特大学对一大批头痛患者进行的一项研究表明，超过一半的偏头痛患者认为性爱可以缓解疼痛，而且20％的患者，偏头痛完全消除了。

来来往往

性爱如何消除偏头痛？起作用的很可能是性高潮，而不是整个性行为。性高潮可促使大量内啡肽进入人体中枢神经系统，通过阻止疼痛信息进入大脑来减轻痛苦。

当性爱引起头痛时

虽然性爱可以缓解头痛这个消息听起来不错，但也有弊端。对某些人来说，情况恰恰相反，他们会在性爱过后直接患上急性头痛。专家们把这归因于两个可能的原因：第一，患者可能会因为姿势而增加背部或颈部的压力，进而导致头痛；第二，有一种头痛名为"性交性头痛"，是由伴随性高潮出现的血管扩张引起的。那么，性爱能够缓解头痛吗？是的，能。但它似乎也能引发头痛。

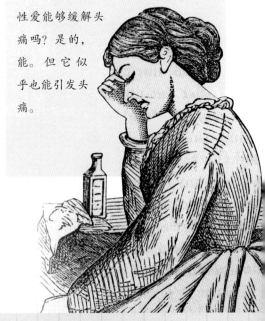

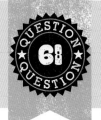

人的大脑功率有多大？

大脑比其他任何身体器官消耗的能量都多，约占身体产生总能量的20%。那么，如果用瓦数（W）表示，数值会是多少？例如，人的大脑相当于多大功率的灯泡？

敏锐的头脑，迟钝的头脑

答案非常精确：12.6W。2012年，费里斯·贾布尔在《科学美国人》杂志上发表的一篇文章中给出了这个数值，他通过将维持一个人的平均日常静息代谢率所需要的能量（约1300卡）转换为焦耳，然后转换为瓦特，再将总功率（63瓦）除以5（20%）后得到12.6瓦。从商业能源的角度来说，这个数值微不足道，我们可以对比一个25瓦的灯泡所能发出的昏暗光线，而这已经是人脑功率的两倍。

这些能量是用来干什么的？

明尼苏达大学医学院2008年的一项研究发现，大脑2/3的能量需求用于通信，确保神经元发送必要的信号，以满足大脑的所有工作；剩下的1/3能量需求专门用于自身维护，这些维护大多发生在身体的休息期间。

你从没想过的工作

大脑不仅要负责思维和支配身体，而且还要完成几十件我们可能从未想到过的零星工作，这使得人类这个迷你功率的大脑看起来更加有趣。例如，为什么每次眨眼时眼前的世界不会闪烁或变暗？因为大脑无缝衔接地填充了眨眼时的微小空隙。当我们闭眼时，大脑会记录下我们闭眼前看到的画面，然后将它与我们睁眼后看到的画面联系起来。

大脑的奥秘

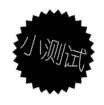

小测试

大脑只有大约3磅重，但作为身体各部分的控制中心永不停息地工作着。完成下面的测试吧，看看自己是笨蛋还是天才。

问题

1. 甲亢综合征患者，通常会特别健忘，还是拥有超级记忆？

2. 威廉·穆尔顿·马斯顿发明了第一个原始测谎仪。他还以什么闻名于世？

3. 在沃恩·贝尔发表的一篇文章中，他将哪种神经递质讽刺为神经递质中的金·卡戴珊？

4. 缩写的CIP代表什么疾病？

5. 为什么人眨眼时世界不会变暗？

6. 蝶腭神经节神经痛是偏头痛的科学名称吗？

7. 受过高等教育的人不太可能患上老年痴呆症吗？

8. 如果一个人体内的定位细胞、网格细胞和头部朝向细胞在一起工作得很好，会对这个人产生什么样的影响？

9. 如果你的脖子痛，可能是肝脏出了问题吗？

10. 当眼球在熟睡之人紧闭的眼皮下快速转动时，意味着什么？

为什么进化过程没有弥补我们的缺陷？

为什么人类不长金色眼睛？

为什么我们喜欢被吓到？

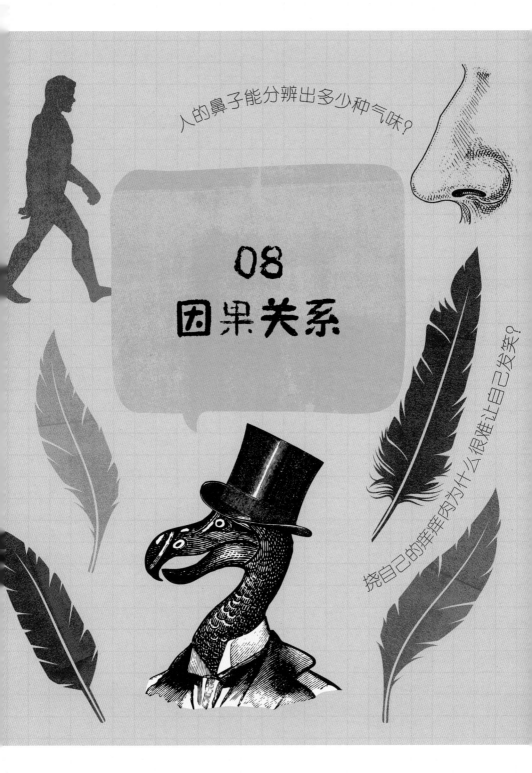

人的鼻子能分辨出多少种气味？

08
因果关系

挠自己的痒痒肉为什么很难让自己发笑？

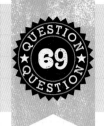

人的鼻子能分辨出多少种气味?

也许我们知道人耳能听到的声音的音频范围，或者了解人的视力有多好，但却很难说出我们的鼻子能准确地分辨出多少种气味。

1万亿种气味

直到几年前，关于人类嗅觉能力的科学认知还停留在大约1000种气味这个层面上。这个结果是在1927年进行的一项实验中得出的。该实验选择了4种基本气味：芳香味、酸味、卡普罗奇味（一种麝香或汗味的技术术语）以及烧焦味。研究人员将这4种基本气味分别调制成10种不同浓度后再进行各种组合，进而得出结果。80多年来，人们普遍接受了这个结果。2014年，纽约洛克菲勒大学神经遗传和行为学实验室的一项实验结果颠覆了大众认知。该实验结果随即在科学媒体上得到大肆宣扬，即人类平均能识别出1万亿种气味（如果这个数字太大无法估量，直观地说就是100万的100万倍）。该实验将人们对人类嗅觉能力的研究焦点转向了大脑。

测试

这项实验分离了128种气味分子，并将它们以10个、20个或30个分子的方式进行组合，将组合物呈现给受试者，一次3种。给每一位受试者的组合物中，有两种组合物组成成分相同，第

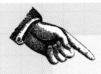

无法言喻

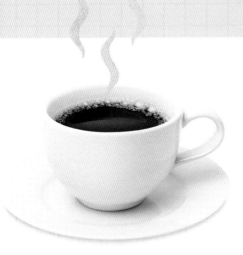

可能很多人都会错误地认为我们记忆的景象和声音要比气味生动得多。其实，在回忆过往时，人的嗅觉记忆要更胜一筹。气味到达大脑的方式与其他感官不同。视觉、听觉、触觉和味觉信息在到达大脑其他部位之前都是由丘脑处理的，气味则会直接进入嗅球，这是边缘系统的一部分，它与海马体（主要负责创造记忆的器官）和杏仁核（情绪的中心）相连。这也许就是为什么气味能强烈地激起人们早已遗忘的记忆的原因。还有另一个可能的原因，那就是我们没有给气味命名。我们可以说气味像什么，但气味没有自己的名字。而且，奇怪的是，在直接记忆方面，语言可能是一种障碍，而气味实际上可能更能唤醒记忆，因为它们缺乏相关的词汇。

三种不同。即使所有3种组合物都有一半以上的相同组成成分，受试者仍然可以分辨出这3种组合物的气味是不同的。通过将所有可能的组合相乘，便得出了1万亿这个结果。

不幸的是，在实验结果公布一两年后，其他科学家对其数学计算过程进行了质疑，并对实验结果持怀疑态度。即使我们最终发现1万亿这个数字存在缺陷，但当时这个实验确实证实了人类的嗅觉能力要比最初我们想象的丰富得多。

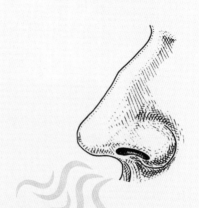

哭泣的意义是什么？

答案取决于我们将要谈论的眼泪。人类的眼泪共有三种类型：基础眼泪、反射性眼泪和情感眼泪。每种类型眼泪的成因不同。前两种类型眼泪具有相当明显的物理功能，而第三种类型眼泪的作用则比较复杂。

眼泪的成分

所有的眼泪都是由泪腺分泌的，泪腺位于眼睛上方，通过导管到达眼睛的

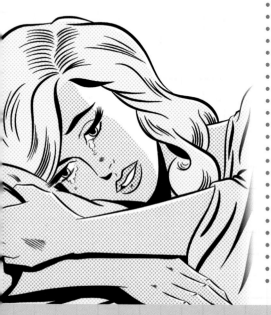

内角，在那里释放眼泪。眼泪中不仅仅含有盐水，而且含有维生素、矿物质、油脂，以及黏液和溶菌酶。其中，黏液有助于泪液附着在眼球上，溶菌酶是一种天然抗生素，可以抑制一切潜在的眼睛感染，而油脂则阻止眼泪蒸发，避免眼睛干燥。

眼泪的工作

人无时无刻不在产生基础眼泪，以保持眼睛润滑。反射性眼泪是在刺激反应中产生的，例如，眼睛中混入一粒污垢需要去除。与基础眼泪不同，反射性眼泪的生成量相当大，这样才能保证将侵入的物质冲洗掉。

情感眼泪是当人感到压力或沮丧时（或者，少数情况下是喜极而泣）产生的眼泪。关于情感眼泪的起源，一个早被驳斥但迷人的说法在18世纪广为流传。人们相信，炙热的情感会使人的心脏过热，于是需要产生水蒸气来冷却器官。水蒸气通过身体上升，然后重新凝

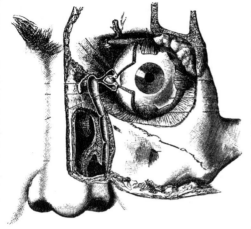

关于洋葱的小知识

如果反射性眼泪的作用是保护眼睛，你可能会问，为什么洋葱会让人流泪呢？实际上，那是为了保护洋葱。洋葱能够产生刺激性气味（一种叫作丙硫醇的化学物质），以保护自己不被吃掉。如果动物剥开一层层的洋葱皮，发现自己的眼睛被一种强烈的刺痛感击中，那么它很可能会放弃这种食物。烹饪洋葱可以去除丙硫醇，不再刺激人流泪，在这个回合，人类获胜，洋葱完败。

结成液态水，并在眼睛里形成泪滴。这是一个如此优雅迷人的想法，但是很遗憾，它不是真的。现在人们知道，大脑中的边缘系统控制人的感觉，释放一种叫作乙酰胆碱的神经递质，这会促使泪腺产生眼泪。尽管有各种各样的理论，但目前科学界仍然无法清晰地阐明情感眼泪产生的原因。有一种观点认为，情感眼泪可以演变成一种社交上的痛苦信号，在人感到沮丧之时，以此寻求周围人的帮助。还有观点认为，对有些人来说哭泣是一种宣泄，它可以应付糟糕的情绪，从心理上扫除阴霾，帮助人们做好应对困境的准备。这个宣泄观点有一个事实支持，即情感眼泪与其他眼泪的化学成分不同。情感眼泪含有更多的锰（过量的锰水平与抑郁有关）和应激激素。至少在一定程度上，情感眼泪可以帮助人体摆脱导致糟糕情绪的化学物质。

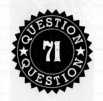

如果身体中的所有细胞每7年更新一次,为什么人还会变老?

首先,身体中的所有细胞每7年更新一次,这个大家耳熟能详的说法是不正确的。这个说法从何而来,没有人知道,但它和另一个类似的观点,即人的身体每10年完全更新一次仍然经常出现。

成熟地老去

细胞确实有一个自然的寿命,但不同细胞的寿命差别很大。有些细胞跟人的寿命一样长。例如,我们生而拥有的

脑细胞,在死亡时也不会被替换。而有的细胞,如肠道内的细胞只能存活3~4天。可以说,细胞的寿命千差万别。肺泡细胞可存活约一周,红细胞可存活约4个月,而脂肪细胞可存活8年。某些细胞甚至会活得比人还久,这听起来似乎有些可怕,但却很神奇,当心脏停止跳动后,人便停止了呼吸,但身体某处的活细胞可能还会存活几个小时,甚至一两天。

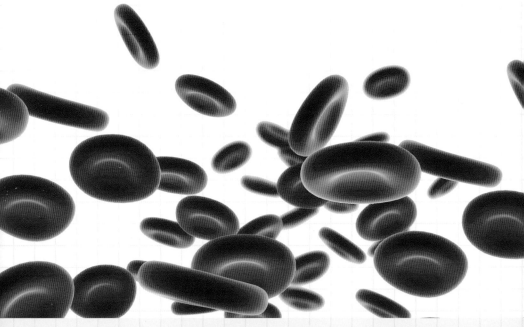

文身能持续多久？

随着时间推移，文身可能会变得模糊一些，但除非你把文身洗掉，否则它将伴随你一生。因为文身时文身针深深地刺入皮肤，进入皮肤表皮之下，到达真皮层。表皮上的细胞一直被磨碎和更新，但真皮中的细胞被替换的频率却没有那么快，而构成文身图案的墨水碎片，虽然以人的标准来看很小，但对于白细胞来说仍然太大，无法清理。如果想有效地去除文身，唯一的方法是使用激光。激光束能把墨水碎片切割成微小的碎片，只有碎片变得足够小，人体的清道夫吞噬细胞才能在日常工作中将它们清理干净。

慢慢变老

细胞通过复制自己进行更新。它们通过分裂，形成一个相同的新细胞，这个过程称为有丝分裂。从婴儿期到成年期，只要在成长中，人的细胞就会倍增。然而，一旦成长完成，细胞只会分裂以取代受损或死亡的细胞。但细胞会衰老。每个细胞都含有DNA，每个DNA链末端都有一个必不可少的称为端粒的结构。每一次细胞复制自己，端粒都会变短，随着细胞衰老，端粒最终会变得过短，导致细胞无法分裂，此时细胞就会死亡。人体是由细胞组成的，随着细胞本身衰老，我们也会随之变老。

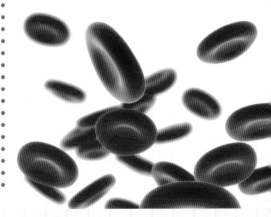

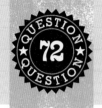

挠自己的痒痒肉为什么很难让自己发笑？

如果你挠小孩子痒痒肉，他们会笑得歇斯底里。随着年龄的增长，人们会慢慢失去这种快乐的感觉（也许是人们变得更害怕失去控制或尊严），其中一些人甚至会非常讨厌它。然而，每个孩子都知道，挠自己的痒痒肉很难让自己发笑。为什么？

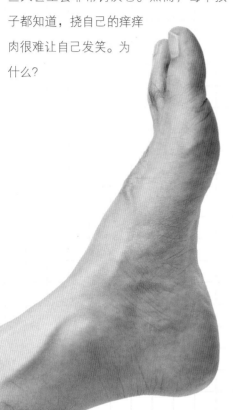

期望问题

虽然这是一个看似简单的问题，但却涉及一些相当复杂的话题，即你如何认知自己是一个独立的个体。你知道你是你自己的想法根深蒂固，以至于对我们而言这是一件不言而喻的事情。但到目前为止，人类却无法给任何形式的人工智能赋予同样的自我认知，所以它显然比看起来要复杂得多。伦敦学院大学认知神经科学研究所进行了一项实验，研究当人们被别人挠痒时，以及当他们试图自己挠痒时所产生的不同的大脑反应。

谁在碰你？

实验发现，大脑可以精确记录人的活动，同时向负责触觉的体感皮质发送信号，提醒它挠痒这一动作是自身行为，同时向负责处理愉快感觉的前扣带回皮层发送信号。体感皮层发出的信息确保身体不会在自己触碰自己时做出反

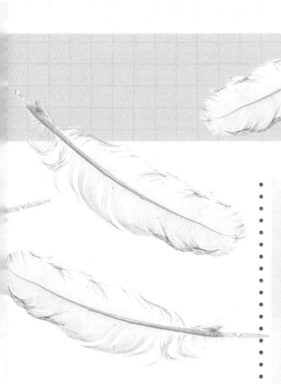

应，例如，当我们自己的手拂过膝盖时，就不会像别人的手拂过膝盖时感觉那样痒。因为我们知道自己的手会碰到身体什么部位，所以会有一个预期，而我们对其他人的动作没有预期。

类似研究试图建立一种情境，在这种情境中，受试者可以骗过自身的内部系统，并做到自己挠痒。在实验设计中，受试者移动一个杠杆，使他们的手被抚摸，但有不同的时间间隔。实验证明，一旦引入不可预测的延迟，受试者就能自己挠痒，因为他们无法再精确地预测出挠痒何时触发。

两种笑声

科学家已经确定了两种类型的挠痒方式——轻触和使劲挠。轻触就是当一根羽毛拂在手上时，人体感觉到的那种"痒"，它不太可能使人笑。而使劲挠可能被称为"重重"地挠痒，能让人陷入半情不愿的笑声中。不仅有两种类型的挠痒方式，还有两种笑声。人们听到一件有趣的轶事，感觉好笑而发出的笑声，与被人使劲挠痒，忍不住而发出的笑声不同。2013年，德国图宾根大学的一项研究发现，虽然两种笑声都由大脑的罗兰迪克岛盖（大脑中控制情绪反应及面部对情绪反应方式的区域）负责，但只有被挠痒时发出的笑声可以同时引起下丘脑的反应。下丘脑可以释放肾上腺素，引发应激反应，并提醒人们注意危险。

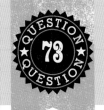

为什么进化过程没有弥补我们的缺陷?

如果是进化促使我们由猿类进化成为今天的智人，不仅学会了直立行走，而且有能力应对周围环境的挑战，那么，为什么我们仍然有智齿，仍然有尾骨? 为什么我们仍不完美?

进化是什么?

有些人认为，进化过程是持续的演变，以产生超人那样具备超常身体功能的生命体，这种想法是错误的，这根本不是进化的意义。在达尔文的适者生存模型中，进化是生命体不断发展以适应周围环境的过程。进化并不是造物主俯瞰万物，选出一个最努力的物种，而更像是一切都非常缓慢地发展，在这个过程中，一些不符合进化方向或阻碍某个物种成熟和繁殖

的生物特性会慢慢地消失。

如果我们现在仍要依靠牙齿来撕碎原始的猎物，我们的智齿（最初是重型的"第三磨牙"），在没有刀具的情况下咀嚼大块肉仍然非常有用，也不会像现在这样显得多余。但人类的进化走了一条不同之路，我们学会了在社会上生活，学会了发展农业，发明了烹饪和使用刀具。所以人类不再需要这些多余的智齿了，但这些智齿也不会对人类生活造成什么阻碍。当然，尾骨也不会，它只是一只残存的尾巴。没有人会因为拥有智齿或尾骨而受到生命威胁。

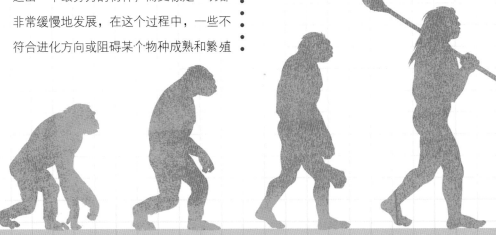

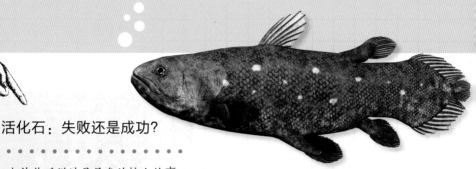

活化石：失败还是成功？

也许你听说过矛尾鱼的惊人故事，人们认为这个物种已经灭绝了 6600 万年，直到 1939 年它们在南非海岸再次出现。或者你可能在 YouTube 上看过关于马蹄蟹的视频，它们看起来很原始，与生活在 1.48 亿年前它们的祖先相比没有太大的变化。多年来，这些生物被查尔斯·达尔文冠以"活化石"标签。科学家则大多专注于那些由于在进化过程中发生翻天覆地变化而与它们的祖先截然不同的物种。但是，活化石与它们遥远的祖先如此相似，这是否意味着活化石是失败的？毕竟，它们仍然在它们的长期栖息地生活和繁殖，所以它们本可以成为进化成功的代表性例子。一位古生物学家在 2014 年发表了对这些"幸存者"的研究结论，并为它们创造了一个新的术语——稳定生命体。笔者觉得这个术语更好地反映了它们独特的进化状态。

进化结束了吗？

一些科学家认为，对人类来说，进化已经有效地完成了使命，应该结束了。他们笃信，至少在西方世界，人的生存率非常高，人类身体已经没有需要再消除的缺陷。他们还坚信适者生存，只有可能会威胁到生存时才会进化，而目前人类身上已经没有威胁生存的生物特点需要再进化了。另一些专家认为，进化仍将受到未来世界的考验。他们指出，从进化的角度来看，我们现在所说的"发达世界"不过是弹指一挥间。

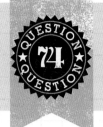

为什么我们喜欢被吓到？

不会有人想与弗莱迪·克鲁格（《猛鬼街》系列电影中的杀人狂——译者注）在现实中相遇，那么为什么会有人在电影中看到他时如此兴奋呢？现实中，为什么恐怖电影、极限运动和过山车等游戏设施有那么多粉丝？真实恐惧与人为恐惧有什么区别？而很多人追求的就是人为恐惧带来的刺激吗？

安全限制

答案在于化学物质和背景的混合。背景比较简单，我们先分析它。可以无所顾忌地享受一个假的危险体验源于我们知道在现实中自己是安全的。这就是为什么大多数人至少在某种程度上，可以接受观看一部恐怖电影，而只有少数人会迷恋过山车，极少数人会报名参加蹦极或跳伞等极限运动。恐怖电影显然不是真实的，而过山车和极限运动还是存在潜在风险的。

连锁反应

人类大脑的运行方式可以在很大程度上揭示真实恐惧和人为恐惧之间的区别。人们对真正威胁的反应是应激反应。应激反应是为了使身体在处于危险中时尽可能有效地运行，它是由大脑的情感中心杏仁核触发的。

但附近的海马体能够

根据周围环境的实际情况来衡量威胁的程度，如果有必要，会驳回杏仁核的反应，并告知身体，尽管有一些危险信号，但实际上很安全。

恐惧程度

对所谓的"有趣恐惧"的容忍范围因人而异。在人们面对恐惧时，大脑释放出来的化学物质与人们处于积极兴奋状态时大脑释放出来的化学物质相同。有些人很快达到饱和状态（也就是说，他们不想再要任何这种恐惧了），但也有一些人（被称为"肾上腺素成瘾者"）可能会沉迷于这种化学反应。人们相信，热衷于寻求刺激的人会从下丘脑释放出更多的多巴胺，即"奖励"神经递质，而那些行为谨慎的人下丘脑释放出的多巴胺相对较少，因此他们不会为了感受更大的刺激而去冒更大的险。

应激反应

在杏仁核向下丘脑发出信号后，下丘脑会进一步向肾上腺发出警报，人体便启动了应对压力事件的反应。肾上腺素会进入血液循环，使心跳加速，呼吸变快，同时，气道扩张，以获得最大量的氧气。肾上腺素还会促使体内多个部位的葡萄糖和储存的脂肪融入血液中，从而为人体提供额外的能量。这些反应是即时发生的，并根据威胁的性质协助人体做出或战或逃的应激反应。如果威胁持续存在，下丘脑会激活垂体的第二个信号，垂体向肾上腺发送额外的激素促肾上腺皮质激素（ACTH），促使它们产生皮质醇，以维持肾上腺素引起的"高度警觉"反应。如果危险降低，人体内的皮质醇水平就会下降，并逐渐恢复正常。

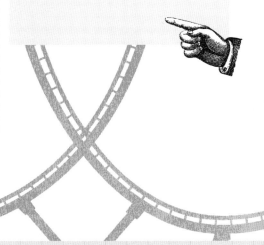

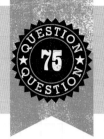

为什么老年人打鼾更严重?

也许有的人年轻时从来不打鼾,但当他们年老后,便开始打鼾了。或者他们之前是一个轻度打鼾者,但步入老年后,鼾声变得毫无规律,震耳欲聋。那么,是什么导致的打鼾?为什么打鼾会随着年龄的增长而变得更糟?为什么打鼾难以治疗?

打鼾如何开始?

打鼾是一种很常见的现象,据1993年的一项大样本研究显示,44%的男性和23%的女性会打鼾。打鼾的起因是人在睡着时肌肉变得松弛,即人在睡着时,保持气道开放的肌肉放松,气道因而变得狭窄,甚至会部分闭塞,这样一来,气流会变得不规则。正常情况下,空气会平稳、安静地从气道进出肺,而当气道变得宽窄不一后,气流就会变为不规则的湍流,当它们途经喉咙中松弛的肌肉时,会产生不均匀的震耳欲聋的鼾声。肥胖者的鼾声通常会比瘦弱者鼾声大,因为储存在气道壁上的脂肪沉积以类似松散肌肉的方式振动。打鼾可能会随着年龄的增长而加剧,因为肌肉会随着年龄的增长而愈加松弛。

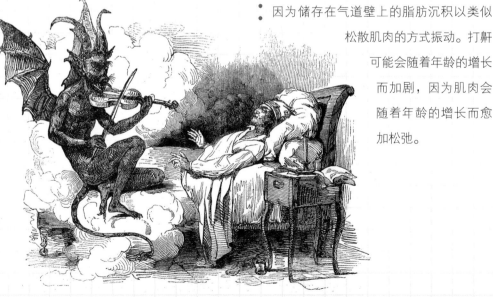

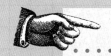

迪吉里杜管疗法

解决打鼾问题最奇怪的方案是什么？也许学习吹奏迪吉里杜管算是其中之一。2006年在瑞士进行了一项研究，研究人员为有睡眠呼吸暂停风险的打鼾者提供了为期几个月的常规迪吉里杜管培训课程。要求受试者每天至少练习20分钟，每周5次。结果是有效的，受试者们不仅白天嗜睡（睡眠呼吸暂停的常见症状）状况减少了，而且他们的伴侣报告说，夜间干扰也大大减少了。这个方法为什么能起作用？要吹奏迪吉里杜管，人们必须能够掌握循环呼吸，也就是说，通过鼻子吸气，同时控制气流从嘴进入乐器，这可以帮助人体收紧和调节气道的肌肉，在一定程度上防止它们在夜间变得松弛。

如何停止打鼾？

有许多建议可以帮助人们停止打鼾，有些建议看起来很古怪。常见的建议是，睡觉时侧卧可以在一定程度上避免阻碍气道。在此基础上，一个让人忍俊不禁的建议是把网球绑在背上，这样可以防止人在睡觉时平卧。

致命的打鼾

打鼾很刺激，但也可能很危险。人在打鼾时可能会出现睡眠呼吸暂停的状况，进而导致打鼾者在睡觉时呼吸完全停止。睡眠呼吸暂停可能会在打鼾过程中随时发生，严重时可能会每隔几分钟发生一次。当氧气不足时，人会惊醒，这便会导致睡眠模式遭到破坏，有时是灾难性破坏。睡眠呼吸暂停甚至能诱发心脏病和中风，所以，如果有打鼾问题，应该认真对待。

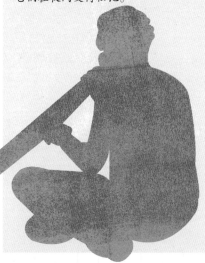

为什么人类不长金色眼睛?

棕色、蓝色、灰色，偶尔绿色或浅褐色，为什么人类的眼睛颜色如此有限？为什么人类不能像猫一样长着绿宝石般的眼睛？为什么也没有人长着金色或亮红色的眼睛？

由基因决定

人类眼睛的颜色由基因决定，由瞳孔周围的肌肉环，即虹膜的色素沉着产生。人类拥有多种可能的虹膜颜色，这很不寻常。在野生动物中，同一物种眼睛的颜色不同是非常罕见的现象，但这种现象确实存在于一些驯化的物种身上，例如狗。没有人清楚地知晓原因，

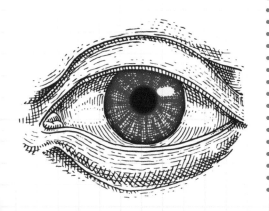

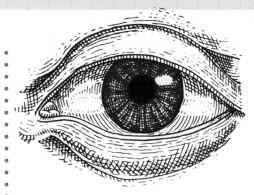

但众所周知，从进化的角度来看，这些变化是相对较新的进化成果。

黑色素和眼睛颜色

人的眼睛颜色源自黑色素，这种色素也决定皮肤和头发颜色。黑色素有3种类型：（1）褐真色素，（2）黑真色素，（3）棕黑色素。褐真色素和黑真色素合称为真黑色素，涵盖较深的色系，棕黑色素也称为褐黑色素，涉及红黄色色域。眼睛的颜色取决于眼睛的哪个部位有多少黑色素。眼睛在虹膜之后都有真黑色素，但虹膜前部黑色素的类型和数量决定了眼睛的颜色和深度。例如，棕色眼睛的虹膜前部有大量的真黑色素，而褐色眼睛则是真黑色素和棕黑色素的混合。蓝色眼睛的黑

婴儿的蓝色眼睛

尽管只有大约 20% 的白种人眼睛是蓝色的，但大多数白种人的婴儿出生时都长着蓝色眼睛，如果注定长大后不再是蓝色眼睛，那么在他们出生后的几个月里，眼睛颜色会逐渐改变。许多皮肤颜色较深的婴儿从一开始就长着棕色眼睛，也有少数婴儿长着蓝色眼睛，但还处在婴儿期时又变成了棕色。为什么会这样？这是因为，无论什么人种，都不是出生时就合成了所有的黑色素。婴儿出生时的黑色素数量相对较少，只有一小部分存在于他们的虹膜中，这使得眼睛看起来是淡蓝色的。但黑色素在出生后会持续增加。那些从一开始就有棕色眼睛的婴儿，真黑色素的基础水平更高，但即便如此，直到他们长到 2 岁左右，才能达到成年后的色素水平。

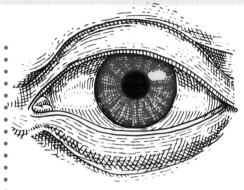

色素水平很低，"蓝色"实际上是从虹膜上反射出来的蓝光，而不是虹膜本身的蓝色。

金色眼睛

人类没有金色眼睛，主要是因为决定眼睛颜色的色素没有这种变化。在其他物种中出现的金色眼睛源于其他色素的存在。在人类中，只有一个例外，即白化病患者（天生缺乏皮肤、头发和眼睛色素），这种患者可能看起来长着红色眼睛，但这是因为缺乏色素导致眼睛后面的红色血管变得可见，而不是因为相应的色素存在形成了红色的眼睛。

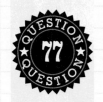

外科医生最好在安静的手术室里工作吗?

人们在安静环境中可以最大限度地集中精力吗?大多数外科医生似乎不这么认为。在《英国医学杂志》2014年的圣诞刊上,一组外科医生透露,在一台完整的手术过程中,音乐播放时间可能超过60%。但是谁能确信这样做真的有助于医务人员头脑保持冷静以及双手稳定吗?

从歌剧到说唱

音乐被引入手术室已经很长一段时间了,第一张留声机是在1914年被带入外科手术室中的,这样做似乎是为了缓

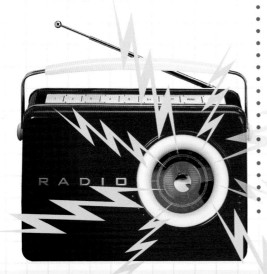

解病人的焦虑。近年来,音乐已成为大多数手术室的背景声,这种情况越来越普遍,替代了之前大喇叭里传来的嗡嗡声或者医务人员的对话声。谁能决定播放什么音乐?通常是房间里最年长的人。人们发现,播放外科医生最喜欢的音乐实际上有助于他们提升手术速度。

品位问题

在2015年《卫报》刊发的一篇专业文章中,一些外科医生被问及他们在做手术时喜欢听什么音乐,他们的回答暴露出不同的个人音乐品位,从歌剧到摇滚说唱应有尽有。伦敦国王学院医院的一位整形外科医生说:"如果播放酷酷的音乐,我的心情会更好,我的表现也会更好。但是手术室里的音乐是一个复杂的社会问题……去年圣诞节,麻醉师播放了8小时的圣诞歌曲,这简直太糟糕了。"没有人想成为听8小时圣诞歌曲的病人。

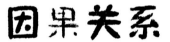

因果关系

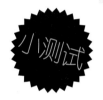

行为均有后果，人体也不例外。通过参加下面的测试来检查一下你是否已经完全掌握了那些因果关系。

问题

1. 人类真的可以产生两种不同的眼泪吗？

2. 如果某件事情有专门用来描述它的词汇，那么有助于我们更好地记住它吗？

3. 人类肠道中的细胞寿命是多少？

4. 之前被称为"活化石"的进化幸存者在2014年有了什么样的新名字？

5. 学习吹奏迪吉杜里管只是一种为解决打鼾问题而提出的非传统解决方案是真还是假？

6. 为什么大多数白种人婴儿出生时都长着蓝色眼睛？

7. 为什么肥胖者更容易出现打鼾问题？

8. 眼泪是由水和盐组成的吗？

9. 轻触、中等挠、使劲挠，这3个术语中哪一个是杜撰的？正确的两个指的是什么？

10. 为什么手术室里经常播放音乐？

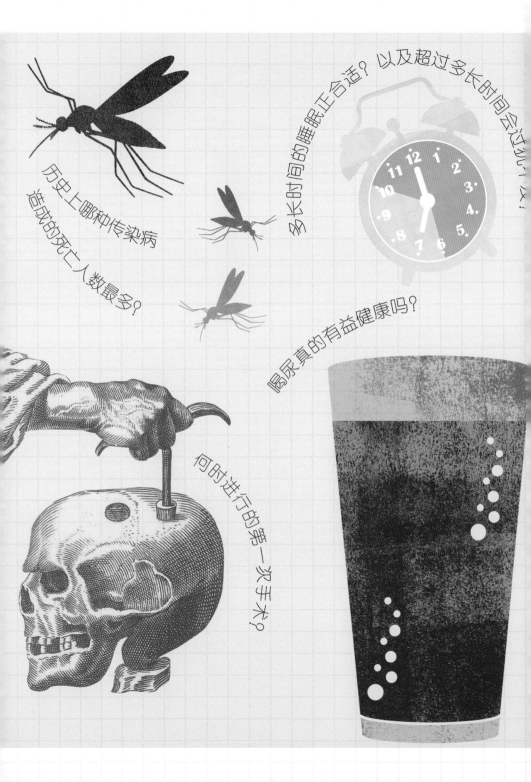

历史上哪种传染病造成的死亡人数最多？

多长时间的睡眠正合适？以及超过多长时间会过头了？

喝尿真的有益健康吗？

何时进行的第一次手术？

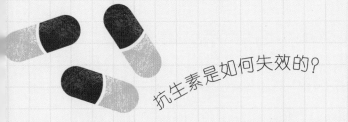

抗生素是如何失效的?

09
健康与疾病

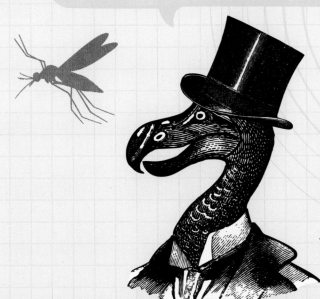

人会死于疼痛吗?

喝尿真的有益健康吗?

喝尿经常出现在网络上博人眼球的诸如"十大你不会相信的流行"这一类的链接中。例如,有报道称麦当娜就曾通过在脚上小便治疗脚气发作。但即便被冠以尿液疗法这样的学术名词,喝尿也很难勾起人类兴致。

起源何处

在医学上使用尿液,无论是内服还是局部应用,都是一种古老的做法(在一些很早的梵文健康文献中可以看到),在印度阿育吠陀和中医传统中占有一席之地。据记载,尿液可用作杀毒剂,还可用于治疗一系列慢性疾病,从肾脏感染到癌症等,不一而足。使用尿液是一种历史悠久的传统疗法,但是,令人惊讶的

是,医学界并没有对其利弊进行更多的重要研究。

尿液中含有什么?

据检测,尿液中95%是水,另外5%的其他物质包括尿素、矿物质、酶、激素和盐。虽然人们普遍认为尿液在排出体外时是无菌的,但事实并非如此,因为人的尿道,就像嘴和肠道一样,有自己的定植细菌。

不好不坏

总的来说,西医的医疗专业人士对尿液疗法并不赞同。许多人认为,正常剂量的尿液实际上不会对人造成任何伤害,当然它也不太可能对身体有益。当然,尿液疗

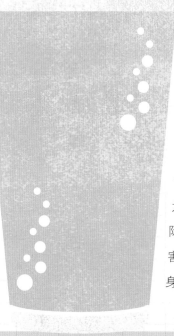

法的功效，例如美白牙齿或治疗皮肤疾病等也得到了肯定。虽然没有受到狂热吹捧，却也已经被西方传统所接受。然而，由于没有在临床上得到证实，大多数人都对尿液疗法的推崇者更加雄心勃勃的观点不屑一顾，比如，喝自己的尿液可以治疗癌症。尿液可以治疗癌症的观点认为，肿瘤将抗原释放到体内，然后随尿液排出。如果癌症患者收集并喝下自己的尿液，抗原会回到体内，并激励自身免疫系统产生抗体。反过来，抗体会消灭癌细胞。虽然很多医生认为这个想法"有趣"，但医学界并未证实其真实有效。

消除疼痛

也许没有谁会接受喝尿液，但把它用于治疗水母蜇伤呢？已经证明可以止痛了，对吧？可惜并没有。人被水母蜇伤后，水母触须上的刺细胞会在人的皮肤上留下含有毒液的刺丝囊，即便是被那些不会危及生命的水母蜇伤也足以令人感到极度痛苦和刺激的。刺丝囊对其附近的化学变化很敏感，所以用海水以外的任何东西清洗这个区域结果都会适得其反，可能会促使刺丝囊向皮肤释放剩余的毒液。尿液和自来水与水母生活的海水含有不同的化学成分，这意味着无论用尿液还是自来水冲洗对被蜇伤处只能再次造成伤害。如果被水母蜇伤了，赶紧用海水彻底冲洗蜇伤区域，并寻求医生帮助。

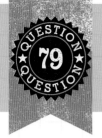

人会死于疼痛吗?

疼痛的作用是让人知道自己身体出问题了。但是,如果遭受持续和极高程度的疼痛,而所有人束手无策呢?疼痛最终会致人死亡吗?

内置的回避系统

在高度发达的21世纪,人类通常不必忍受疼痛,因为有足够的医生和止痛药可以避免长时间的痛苦。当疼痛变得难以忍受时,人的身体可提供一种逃避方法,即休克。如果被源自周围神经的疼痛信号淹没,中枢神经系统就会停止工作,人就会失去意识。在早期手术中,麻醉剂尚未问世之前,病人经常会在手术台上疼昏过去。

死于休克

虽然单纯的疼痛不能直接致人死亡,但它能导致循环休克的可能。这意味着人的身体因疼痛而休克,因而无法确保循环中有足够的血液或氧气可以供给全身细胞,很快就会导致细胞永久损坏。同时,人的心率上升,呼吸迅速而短浅,大量出汗。疼痛患者经常因失去意识而死亡,有时是因为心脏病发作,但真正的死因是休克。

痛苦的回忆

"疼痛似乎是根据我们的主观意识来判断的,没有客观的方法测量疼痛的程度",来自康奈尔大学的詹姆斯·D.哈迪教授如是说。于是,1940年,他和同事海伦·古德尔、哈罗德·C.沃尔夫合作,设计了道尔测痛计(道尔是用来描述疼痛的单位,其符号dol由拉丁语*dolor*演变而来,在拉丁语中表示痛苦或悲伤)。

道尔测痛计可以测量0.5~10.5道尔的疼痛,哈迪和他的同事们打算将道尔作为一个通用的单位,用于评估所有程度的疼痛。但问题是不可能所有受试者在测试时都认同测量出的疼痛程度。测痛计使用得越多,就越证明疼痛程度无法测量。

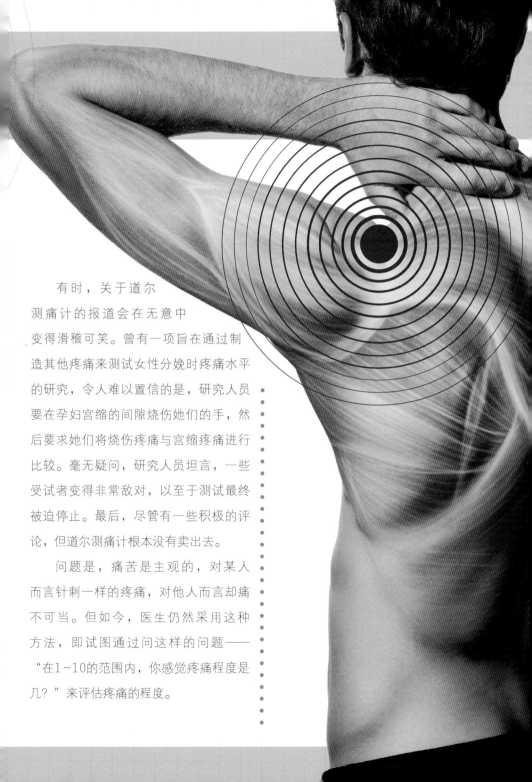

　　有时，关于道尔
测痛计的报道会在无意中
变得滑稽可笑。曾有一项旨在通过制
造其他疼痛来测试女性分娩时疼痛水平
的研究，令人难以置信的是，研究人员
要在孕妇宫缩的间隙烧伤她们的手，然
后要求她们将烧伤疼痛与宫缩疼痛进行
比较。毫无疑问，研究人员坦言，一些
受试者变得非常敌对，以至于测试最终
被迫停止。最后，尽管有一些积极的评
论，但道尔测痛计根本没有卖出去。

　　问题是，痛苦是主观的，对某人
而言针刺一样的疼痛，对他人而言却痛
不可当。但如今，医生仍然采用这种
方法，即试图通过问这样的问题——
"在1~10的范围内，你感觉疼痛程度是
几？"来评估疼痛的程度。

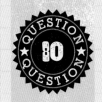

历史上哪种传染病造成的死亡人数最多？

传染病的历史就是一系列可怕的死亡召唤，不可避免地，我们可能会想到比如埃博拉病毒的最近一次暴发。但事实上，如果有一个恶搞的死神奖，埃博拉病毒的排名肯定很靠后。

我们了解多少？

显然，我们无法绝对肯定地认定哪一种传染病在整个人类历史中是最致命的，因为根本没有准确的记录。然而，历史统计学家喜欢有根据的推测，他们发现了一些有趣的事实。

以黑死病为例，18世纪中叶，黑死病席卷欧洲、非洲和亚洲的大部分地区长达7年之久。一些历史统计学家认为，黑死病造成了2亿人死亡，而另一个统计数字则低至7500万人。仅在欧洲，死亡人数估计就有5000万，占当时总人口的60%以上。

结核与疟疾

历史上曾盛行的其他主要传染病包括流感、霍乱、天花（1978年实验室事故中造成最后一名受害者感染）和疟疾等。但哪种传染病造成的死亡人数最多？在过去的两个世纪里，结核病大约导致10亿人死亡。与遥远的过去相比，在那段时期，人们更容易做出准确的估计。

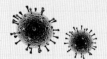

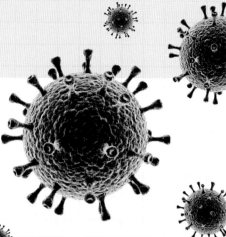

但疟疾仍可能在很大程度上有过之而无不及。有一段时间以来，人们认为这种传染病已经累计杀死了曾经生活在地球上的一半人（估计有500亿）。我们没有足够精确的信息对此做判断，也无法通过计算不同历史时刻世界人口的总数来佐证这一说法。但很多专家相信这一估计非常接近事实。

新的传染病霸主

古老的传染病的确已经流行了很长时间，含有疟原虫的蚊子可以追溯至大约3000万年前。而艾滋病和埃博拉都属于年轻的传染病，从发现至今不足50年。自1976年刚果民主共和国出现艾滋病病例以来，估计已导致3600万人死亡。埃博拉病毒在同一年被"发现"，尽管其可怕的名声响亮，但造成的总死亡人数相对较少，截至2018年8月，不到15000人。

暴发还是流行？

"暴发"指的是在已发生过该传染病的地区出现了超过预期数量的传染病病例，或在之前从未发生该传染病的地方出现一个或多个病例。当传染病从一个共同的传染源传播到几个地区时，传染病暴发就转变为传染病流行，其患者数量远远超过通常的预期。例如，流感每年可能会影响特定地区的一些人，但当数量急剧上升，患者出现在一个比往常更大的地区，并且有几个中心时，该流感就会成为一种流行病。全球病是一种全球性的流行病，当一种流行病从一个国家或地区蔓延到另一个国家或地区，并最终蔓延到各大洲时，就会发生这种全球病。

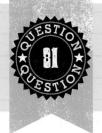

抗生素是如何失效的?

虽然青霉素的广泛使用仅可追溯至20世纪40年代中期，但我们却无法想象抗生素问世之前的生活是什么样的。青霉素的发现改写了医学发展史。然而，在青霉素首次应用至今75年之后，它正在失去效果，这听起来着实令人惊恐万分。

天然的抵抗

抗生素通过直接杀死细菌或阻止细菌繁殖来对抗细菌。虽然自人类使用抗生素以来，它似乎发展得很快，但细菌对抗生素的耐药性是自然发生的。我们在一定程度上要责怪自己滥用抗生素，是人类自己给了细菌足够的实践机会，进而培养出耐药性。

知己知彼

耐药性的出现是因为那些最不受抗生素影响的细菌存活了下来并繁衍生息，这是在细菌水平上的适者生存。随着时间的推移，只有最坚韧的细菌存活了下来，形成了对抗生素反应越来越小的菌株，直到最终完全耐受，抗生素便失去了作用。某些人对一系列抗生素具有多种耐药性，培育出了很难治疗的"超级细菌"。有些细菌实际上可以破坏抗生素，它们可以产生一种叫作β-内酰胺酶的酶，可分解青霉素，使其失效。

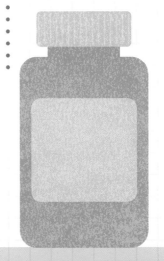

展望未来

一些专家认为，在大多数抗生素对大多数细菌失效之前，留给人类的时间已经非常有限了，有人估计只有大约十年。届时，医学将会倒退，普通感染也会致命，患者很难甚至不可能安全地完成手术。除了严格限制使用最有效的抗生素外，为了尽可能延长抗生素的有效性，我们能采取什么措施来保护人类？

研究人员正在寻找其他方法，使我们的身体可以保护自己，其中，免疫系统是许多研究工作的重点。专家们寄希望于找到一种有效的方法，凭借自身免疫系统抵抗细菌侵害，摆脱对抗生素的依赖。

情况可以逆转吗？

对抗生素的耐药性可能会逐渐消失，但前提是细菌在很长一段时间内不与抗生素接触。科学家们相信，如果抗生素对细菌构成的威胁完全消失，细菌防御策略也会逐渐消失。但如果不使用抗生素，其再次生效可能需要很长时间，保守估计至少几十年，也有些人说需要几个世纪。

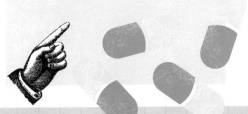

何时进行的第一次手术?

有考古证据的最早的手术是钻孔，可以追溯至旧石器时代晚期。这意味着大约在1.2万年前就已经有了手术，并且在非洲、美洲、亚洲和欧洲的各种文化中都发现了手术的考古证据。

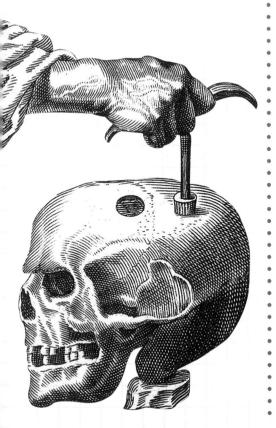

头上的洞

钻孔(或者，用现在外科手术的术语来说，叫开颅术)从字面上理解，是钻出一个孔，或者更糟一点儿，是在人的头上挖出一个洞。考虑到在早期唯一可用的工具是火石或贝壳锋利的边缘，钻孔听起来可不是一个好主意。所以，当时为什么要钻孔？又是如何钻孔的呢？

美国外交官、考古学家以法莲·斯奎尔可能是第一个对有刺青迹象的古代头骨感兴趣的人。他在19世纪60年代访问秘鲁期间，曾看到一个古老的印加头骨，上面有一个明显的人为形成的洞。他买下这个头骨带回家，之后引发了激烈辩论，即这个头骨的主人是否是在手术后幸存下来？或者，这个手术是否在患者死前完成的？斯奎尔指出，头骨上的洞有部分愈合的迹象。他得出的结论是，这是对一个活着的病人做的钻孔手术，而且，病人术后活了下来。

治疗还是仪式?

"为什么?"的问题仍然存在,而且辩论的范围扩大了,因为在整个19世纪和20世纪初,世界各地都发现了钻孔头骨,其中一些非常古老。同时,学者们还找出了古代世界外科医生的著作,特别是希波克拉底和加伦,他们都主张用"trepan"以及在古希腊和古罗马用于手术的钻头来进行钻孔手术,治疗一些大脑疾病和损伤。即使是用钻头而不是火石或贝壳,听起来也很棘手。早期的著作中提到,当钻头过热时,需要准备好一碗水用于降温,并评论说,要在头骨上钻孔,而不触及大脑是很困难的。从这些来源可以推断出,所有的钻孔都是出于医疗原因。但有些头骨上有伤口或外伤的痕迹,而另外一些似乎是在未受伤的情况下直接在头骨上进行钻孔,这就引出了另一个问题:钻孔也有仪式的目的吗?

钻孔意味着把一些东西放入大脑中或从大脑中取出某些东西。由于降低颅压不是一个简单的程序,钻孔似乎意味着或者让魔鬼从大脑中出来或者让光明进入大脑。令人惊讶的是,当时竟然有一些爱好者,他们认为钻孔重现了童年时头骨融合和硬化之前他们所感受到的自然的轻盈和幸福。1970年,英国艺术家、毒品政策改革家阿曼达·费尔德丁将自己的开颅手术过程拍摄了下来。她说,手术后她把头裹在围巾里,吃了一块牛排来补充营养,然后出去参加了一个聚会。她声称精神上的益处是微妙的,而且是积极的。在采访中,她坚持官方的医疗建议,不要在家里进行开颅手术。

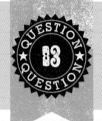

疾病是如何消亡的？

事实证明，疾病能够抵抗人类为了消灭它们而采取的措施，毕竟，流感、疟疾和麻疹等都还潜伏在我们身边。但天花是一个例外，它曾是全世界人民的噩梦，累计杀死了数百万人，直到20世纪70年代才被最终消灭。

天花是一种非常古老的传染病。拉美西斯五世逝于公元前12世纪，当后人打开他的木乃伊棺椁，发现他身上有明显的天花水疱的疤痕。天花患者的死亡率高达30%，甚至那些幸存者也常常失明，留下一张难看的、伤痕累累的脸。

人类的反击始于人痘接种。勇敢的世界旅行家玛丽·沃特利·蒙塔古女士是早期的人痘接种倡导者。人痘接种于18世纪传入欧洲，有了这种疗法，摆在人们面前的是要么感染天花病毒死去，要么得到预防和治疗而存活。从天花患者身上的水疱中取出脓液，没有得过天花的人吸食脓液，或者在手臂上划出切口把脓液放入。大多数人随后便感染了天花病毒，但死亡率低于自然感染的死亡率。1796年，爱德华·詹纳发明了疫苗接种技术，这是一种通过故意感染类似但更温和的病毒来预防传染病的方法。他注意到，起了牛痘的挤奶女工从来没有感染过天花，所以他开始有意地进行"接种"（给受试者注射由牛痘病变制成的疫苗）。一旦有了疫苗，人类就有了对付天花的有效武器。

天花的死亡

天花在世界发达国家和地区消亡很久之后，仍在欠发达国家和地区肆虐无忌。最终，终结天花的是一项全球疫苗接种计划，同时，对患者实施严格的隔离措施。世界卫生组织于1959年颁布了一项天花根除计划，随后又于1967年颁布了一项"天花强化根除"计划。

最终，天花只在非洲存活下来，在那

天花会不会卷土重来？

里，通过开展严格的疫苗接种活动，天花最终只存在于索马里、埃塞俄比亚和肯尼亚这3个国家。上一例天花自然病例发生在1976年的埃塞俄比亚。世界卫生组织于1980年发表决议宣布已消灭天花时称："世界及所有人民终于从天花梦魇中重获自由。"接着坦言道："（表明）各国如果在共同事业中共同努力，就一定可以促进人类进步。"

虽然天花可能已经离开了世界舞台，但它还没有消亡，仍有少量天花样本保存在实验室中，一个位于美国佐治亚州亚特兰大的疾病控制中心，另一个位于俄罗斯新西伯利亚叶卡捷琳堡的国家病毒学和生物技术研究中心。科学家最初的想法是，防止意外情况下天花卷土重来，即为了研究目的而保留样本。直到今天，这始终是国际争论的主题。当然，还有人们对生化战争的恐惧和担忧：在错误的人手中，天花很可能成为终极化学武器。而储存的疫苗已不复存在。1990年，世界卫生组织声称已经销毁了最后1000万剂疫苗中的950万剂，理由是不再需要它们。

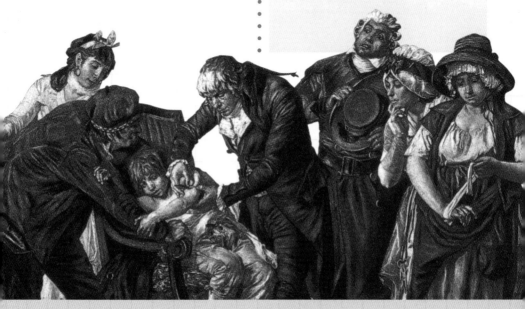

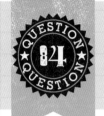

多长时间的睡眠正合适？以及超过多长时间会过犹不及？

当媒体聚焦健康问题时，大多关注于食物和水的摄入量对人类生存的重要性，很少关注另一个必不可少的要素——睡眠。大多数对于人类失眠的研究都比较浅显，实际上剥夺睡眠是公认的酷刑。

失眠的影响

患有失眠症的人一定深有体会，即使是一个晚上的睡眠不足也会让人感到烦躁、迟钝和不专注。剥夺睡眠的实验证明，低质量睡眠或无睡眠对健康非常不利。达到或超过24小时无睡眠会导致血压上升，48小时无睡眠，人的身体开始停止处理葡萄糖，免疫系统开始失效，体温下降。对人类的失眠研究没有进一步深入展开，但在实验室研究中，已经有白鼠因为人为造成的失眠而死亡事例，虽然研究人员无法就死亡的原因达成一致。

8 小时魔咒

一晚睡8小时对大多数人来说是理想的状态，有助于保持精力充沛。虽然睡眠时间太短对身体有害，但睡眠时间太长同样无益。我们可能有过这种经历，

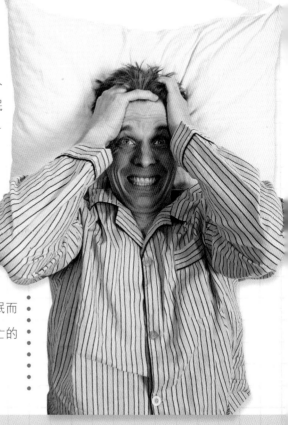

尽量选择红光

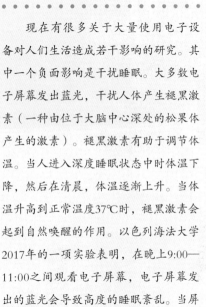

现在有很多关于大量使用电子设备对人们生活造成若干影响的研究。其中一个负面影响是干扰睡眠。大多数电子屏幕发出蓝光，干扰人体产生褪黑激素（一种由位于大脑中心深处的松果体产生的激素）。褪黑激素有助于调节体温。当人进入深度睡眠状态中时体温下降，然后在清晨，体温逐渐上升。当体温升高到正常温度37℃时，褪黑激素会起到自然唤醒的作用。以色列海法大学2017年的一项实验表明，在晚上9:00—11:00之间观看电子屏幕，电子屏幕发出的蓝光会导致高度的睡眠紊乱。当屏幕灯变为红光或者变暗时，受试者的褪黑激素水平不受影响。

长时间睡懒觉会让我们感觉更困倦，原因是扰乱了昼夜节律。昼夜节律是一个24小时的生物钟，它决定了我们身体的日常习惯。生物钟运行严谨，更喜欢合适的睡眠时间以保持事物的规律。

哈佛大学曾对一大批护士的健康状况进行了广泛而长久的研究，结果显示，睡眠过多和睡眠不足的人在记忆力测试方面的表现都比较差，而那些睡眠良好的人（睡眠时间一直在7~8小时之间）看起来要比那些睡眠时间较短或较长的人年轻2岁。

对抗瘟疫的传统方法奏效吗?

如果你出生于14世纪中期的欧洲，很不幸的是，此时正是黑死病（俗称瘟疫）疯狂肆虐时刻，那时没有什么医学措施可以医治这种传染病，毕竟距离抗生素问世还有6个世纪。

无用的治疗

然而，那个时代的医生仍然热衷于开发大量的治疗方法，其中许多方法非常昂贵。悲哀的是，大多数方法没有吸引力，而且没有一种方法有效。

对于富人来说，一勺碾碎的祖母绿可能就是救命良药。有人将这些石头研磨成粉末，与水混合后服下。或者，还可以试试万能解毒剂。这种治疗百病的药物可能包含多达100种成分，而且有许多不同的配方。这些成分包括鸦片、肉桂、藏红花、生姜、没药和蓖麻等。一些庸医经常使用糖浆来滥竽充数。当

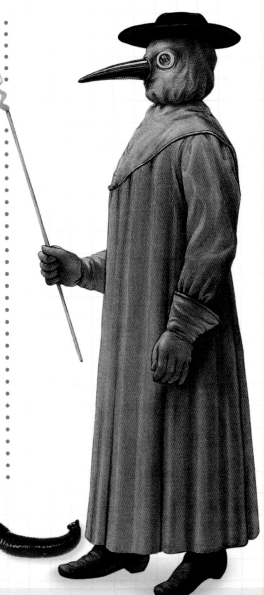

時，放血疗法和水蛭疗法也很受欢迎，尽管它们可能是压垮已被瘟疫摧残殆尽的身体的最后一根稻草。

隔离措施

有一项措施有助于减缓这种传染病的传播，尽管对已感染者没有任何帮助，这项措施就是严格隔离感染者。隔离措施不是为了应对黑死病而发明的（它曾用于某些传染病的防范，如麻风病），但的确大大减少了罹患黑死病的人数。隔离措施规定，黑死病患者需隔离40天（隔离一词是由意大利语quaranta发展而来的，这个词的意思是40天），在这段时间里，患者要么已经死亡，要么在非常罕见的情况下康复。由于老鼠在船只和港口间自由流窜，进而将瘟疫通过港口传播，杜布罗夫·尼克在1377年率先将隔离措施引入港口，很快便有他人效仿。同时，设立了传染病医院，并进行了严格管理。大多数传染病医院都距离港口或城镇稍远，虽然近一些更便于病人就医。这些传染病医院往往建

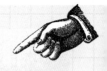

禽类的噩梦

当然，在所有对抗瘟疫的建议中，最奇怪的治疗方法是维卡里法，以托马斯·维卡里命名，他是一名英国医生（他生活在16世纪，因此错过了黑死病的主要时期，但这并不能阻止他为许多后来的传染病开出最奇怪的处方）。人们先把活鸡的屁股毛刮干净，再绑在脓疮处，当鸡死亡的时候治疗结束，当然如果这只鸡特别顽强，也可能换到身体其他地方的脓疮处继续治疗。维卡里法虽然完全没用，但在英国都铎王朝的瘟疫患者中很受欢迎。

于岛屿之上，以确保与外界接触的可能性最小。对船舶上的货物给予了同样的处理方法，货物和材料被运至指定地点，置于新鲜空气中，直到充分消毒后足够安全为止。

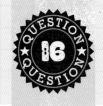

有机食品真的更好吗？

是，或者也可能不是，这取决于我们对"更好"的定义。但严肃地说，关于有机食品的话题是个烫手山芋，很难得出一个明确的答案。现有研究得出结论，健康益处并不能真正衡量。

有机食品并不是非黑即白

有机食品优劣尚无定论并不意味着对人体无益，只是目前还无法证明吃有机食品是否更健康，无论是短期吃还是长期吃。可以说，有机食品领域是个雷区。对于有机食品生产者提出的每一个有机食品的有益观点，总有人意见相左。由于有机食品的价格往往高于非有机食品，而有机食品拥护者很可能经济优渥并在各个方面都追求健康的生活方式，因此我们很难断定有机食品一定会带来特别的好处。早在2012年，美国斯坦福大学就进行了一项大规模的调查分析，将许多不同规模的研究结果汇总起来，但最终的结论并不能认定有机食品可以带来任何明确的、可衡量的健康益处，尽管研究发现有机食品的确含有较低水平的农药残留（与许多人认知相反，一些"天然"农药可以用于有机作物）。随后，这个结论引发了各界强烈的争论。

但有机食品对环境更友好，对吧？

也不一定。不可否认的是，与种植非有机作物相比，种植全有机作物所需的小面积种植区会创造出更健康的环境。但目前，单位面积上有机作物的产量远低于非有机作物，因此必须使用更多的土地来生产同样数量的食物。一些环保主义者认为，如果全部采取有机种植的方式，那么我们需要更多的土地用于农业，有些人则持不同观点。但是，零散分布的有机基地并不能真正解决环保问题。就产量而言，有机肉类的生产也是土地使用的最昂贵方式。而且，与非有机肉类生产者相比，有机肉类生产者需要为动物提供更高水平的福利。

奢侈的市场

正如我们所料，大约90%的有机食品市场是北美和欧洲的富裕国家和地区，那里的人们可以负担得起讲究的食物。美国2017年的有机食品销售额达到了494亿美元，比7年前的290亿美元上涨明显，而1997年仅为36亿美元。即使考虑到通货膨胀的影响，在过去的20年里，有机食品显然已经成为大买卖，玩家可以花很多钱在营销上。

吃当地的食物

不过，有一个建议很少有专家反驳，那就是不管是否选择有机食品，都要尽可能吃当地的食物。没有经过长途运输的食物更新鲜，更容易溯源它。另外，"食物英里"数值小意味着它真的更利于环境。这便提醒我们有必要熟悉本地市场，无论产品是否有机。

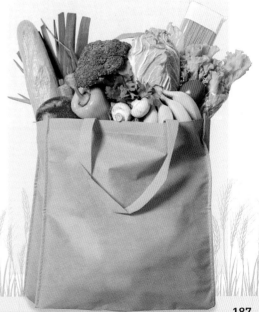

烧烤食物会致癌吗？

在每年夏天的烧烤派对中，都会有一位对营养很敏感的客人，在某一时刻提到烧烤食物会致癌，让正在大快朵颐的其他人一时间不知所措。那么，这个令人扫兴的说法是真的，还是危言耸听？

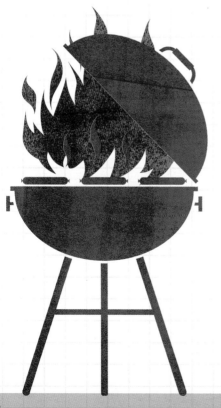

化学物质

这位博学的客人指的是一些烧焦或烤焦的食物中含有更高水平的丙烯酰胺。这是一种天然化学物质，作为美拉德反应的一部分而生成。当淀粉食品在高温下烹饪，其中的蛋白质和糖会变成深棕色，并产生复杂的、美味的味道。丙烯酰胺只存在于某些特定方式烹饪的食物中，而煮熟的食物中没有，而且在生食、乳制品甚至肉类或鱼类中也没有。这种化学物质特别多见于碳水化合物含量高的食物，如已经被烧烤、烘焙或油炸过的土豆和面包。

安全游戏

在2002年瑞典进行的一项研究中，研究人员首次发现了丙烯酰胺存在于食物中，而且它是一种已知的致癌物质，可以在一些动物体内引发癌症。丙烯酰胺会对DNA造成损害，这一结论已被实验室中对大鼠和小鼠的研究结果所证实。

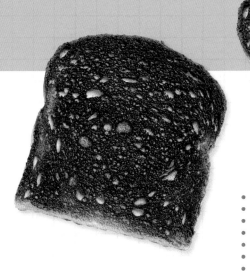

加州咖啡恐慌症

根据人类通常的摄入量来分析，丙烯酰胺是否会对人体产生致癌作用，目前仍未有定论。但大多数大型卫生机构都很谨慎地给出建议，如世界卫生组织说，丙烯酰胺可能是致癌的；而尽管英国癌症研究公司资助了一项在许多欧洲国家进行的研究，结果没有发现任何强有力的证据表明食用烧烤食物与癌症之间存在必然联系，但仍然建议将碳水化合物烹饪成金黄色，而不是更深的棕色。在英国，食品标准局甚至发起了一场健康运动，口号是"饮食就要金黄色"，建议人们不要吃已经烤到发黑的食物（尽管是否有人真的喜欢烤焦面包是有争议的）。

别管吐司面包了，咖啡的情况如何？在咖啡豆的烘焙过程中，丙烯酰胺也被发现是自然形成的。2018年3月，加州的一位法官裁定，该州出售的每一杯咖啡都必须带有警告，表明它有可能导致癌症。批评者指出，法院的要求极其荒谬，因为无法证明这种可能性。对此，支持者称，如果咖啡店能证明每10万个终生饮用咖啡的人中，丙烯酰胺只会导致不到一例癌症患者，就不必打印警告。到目前为止，咖啡中丙烯酰胺的存在似乎并没有打消人们对咖啡的热情，在加州，咖啡店门口依然大排长龙。

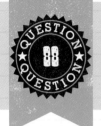

医生会根据个人DNA量身定制治疗方案吗?

众所周知，DNA是所有生物都拥有的"蓝图"，随着人类对DNA的了解越来越深入，医生能否制定适合个人DNA图谱的治疗方案?

新兴科学

在某种程度上，这是可行的。比较新的药物基因组学研究探讨了如何根据个人DNA生产个性化药物，以最大限度地提高其有效性（并尽量减少缺点，如不良反应）。但是，尽管预计在10~20年内，DNA分析可能成为医生在办公室的办公常态，但个性化医疗仍处于相对早期阶段。

从基因角度看，现在的大多数药物治疗仍然非常粗糙。当病人患有某种疾病时，医生通常会开具与其他患有同样疾病的患者相同的药。如果第一种药物不起作用，医生会开具第二种，如果还不起作用，会开具第三种，依此类推，直到没有选择。人类的DNA图谱将会帮助医生预判哪些治疗可能有效，哪些注定无效。

癌症治疗处于个性化医疗研究的前沿，因为太多的癌症都是基因突变的结果。2011年，据《华尔街日报》报道，基因突变导致的癌症已经能通过采取量身定制的治疗方法进行靶向治疗。黑色素瘤的治疗获得了最令人鼓舞的结果，高达73%的由基因突变所致的肿瘤可以得到有效治疗，即使是难以攻克的肺癌和胰腺癌也有高达41%的可治疗率。

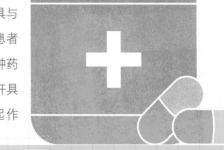

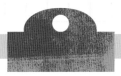

健康与疾病

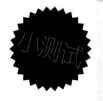

小测试

你对人类的健康和疾病有多少了解？这一章节从消灭天花到有机食品是否真的对人有益涉猎很广。通过下面测试来检查一下你掌握了多少吧。

问题

1. 在被水母蜇伤处涂抹尿液有助于减轻疼痛吗？

2. 疼痛的作用是什么？

3. 埃博拉病毒是在哪一年被发现和命名的？

4. 钻孔被认为是有史以来最早的手术，那么什么是钻孔？

5. 在哪个国家发现最近的天花自然病例？

6. 为什么说禁止在卧室使用电子产品对人的睡眠有益？

7. 一勺压碎的祖母绿曾被用来治疗哪种传染病？

8. 什么是药物基因组学？

9. 选择有机食品，还是当地生产的食品更好？

10. 什么是丙烯酰胺？

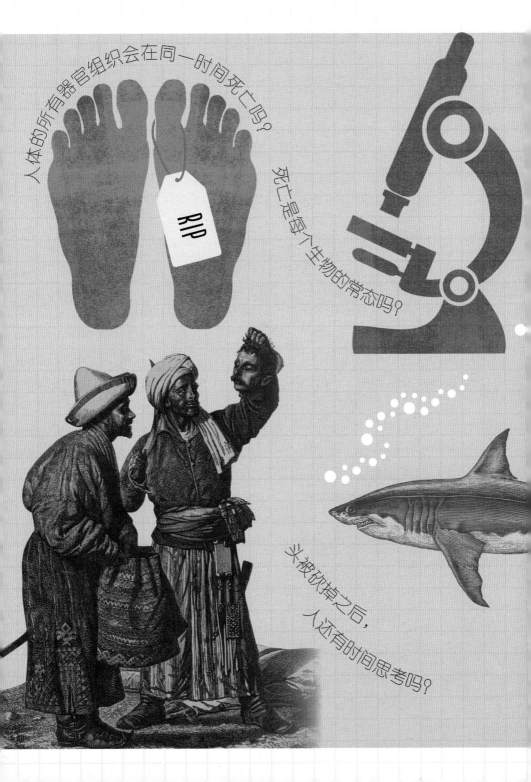

人体的所有器官组织会在同一时间死亡吗?

死亡是每个生物的常态吗?

头被砍掉之后,人还有时间思考吗?

自动售货机比鲨鱼更致命吗?

10

死亡及其之后
的事情

人类灵魂的重量是多少?

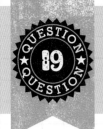

人类灵魂的重量是多少？

对于现代思想家来说，这是一个奇怪的问题，即使人类有灵魂，有什么理由认为我们可以称出灵魂的重量？在20世纪初，来自马萨诸塞州哈弗希尔的邓肯·麦克道格尔博士认为，称出灵魂的重量可以证明它的存在。

21克实验

他随后进行的非常令人生疑的实验制造了一个持续至今的谎言，甚至成为2003年上映的一部电影《21克》的主题。为了证明他的观点，麦克道格尔博士认为，只要在死前和死后立即对受试者进行称重，如果两次测重结果不同就证明灵魂存在，而两次结果之差就是刚刚离开身体的人类灵魂的重量。

把东西称称看

麦克道格尔博士的安排听起来更像埃德加·爱伦·坡的故事，而不是科学实验。为了研究，他在灵敏的大号天平上放置一张病床。不知通过什么手段，他招募到6名垂死的病人，特别是那些结核病患者，他评论说，这些病人昏昏欲睡，精疲力竭，不太可能在生命的最后几个小时里四处走动，可以最大限度地减少对天平的意外影响。随后，麦克道格尔博士对那些研究对象临终时刻的描述颇具戏剧性。

"突然，"他写道，"随着死亡的临近，（天平的）横梁重重地掉到下方的平衡杆上，发出响声，丢失的重量最终确定为3/4盎司。"

他接着做了另一个可

疑的实验，这次用了15只健康的狗。他是如何诱导这群狗先保持静止，然后死亡的，一直是个谜。他指出，狗死后体重没有下降，因此不能认为狗有灵魂。

重要人物

麦克道格尔博士的研究结论于1907年发表，随后又刊登在《纽约时报》上。大多数科学家认为他的样本太小，数据太少，不能证明真实性。特别是，怀疑者质疑为什么死者体重下降似乎发生在不同的时间段，难道灵魂以不同的速度离开身体？

随后，麦克道格尔回答道："在生前性情迟钝的死者身上，灵魂离开的时间可能更长"最终，麦克道格尔博士的实验研究在很大程度上失去了可信度。但他并没有就此消沉，而且开始尝试用当时最先进的X光机拍摄垂死者的灵魂。为什么是21克？这可能纯

灵魂的重量

麦克道格尔博士并不是第一个相信灵魂有重量的人。古埃及人相信，长着胡狼头的阿努比斯用天平测量每一个人的心脏（古埃及人认为灵魂位于心脏中）。天平另一端是真理女神玛特的羽毛，如果灵魂重量超过羽毛重量，它就不会继续进入芦苇之境，即古埃及的来生世界，而是被鳄鱼脸怪物阿米特吞掉。在壁画和纸莎草卷轴中，阿米特经常守候在天平下方。

粹是因为这个数字听起来比模糊的"大约3/4盎司"更令人印象深刻，当然，"大约3/4盎司"也不会成为一个好的电影名字。

头被砍掉之后，人还有时间思考吗？

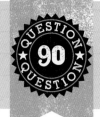

你可能听说过关于鸡的头被砍掉后仍能直立站立，甚至四处乱跑一段时间的报道。但人呢？如果头被砍掉了，人还有时间思考吗？

是死是生？

这是一个很难回答的问题，因为还没有人能起死回生来解释被斩首后的感觉。而历史记录常常匪夷所思，难辨真伪。夏洛蒂·科黛，也就是刺杀法国大革命时期民主派革命家保罗·马拉的凶手，据说刽子手在将她斩首后，拎起她的头颅，扇她耳光，这时夏洛蒂·科黛脸红了，并愤怒地看着刽子手。近一些的报道来自法国医生加布里埃尔·博里厄，他在1905年目睹了名为亨利·朗格耶的男子被砍头的过程，朗格耶被判犯有武装抢劫罪。博里厄声称，当他叫朗格耶的名字时，死者的眼睛突然睁开了，并直直地看着他，不止一次，而是两次。博里厄记录，我看着那双不可否认的活眼睛，第三次叫他名字时，不再有回应。

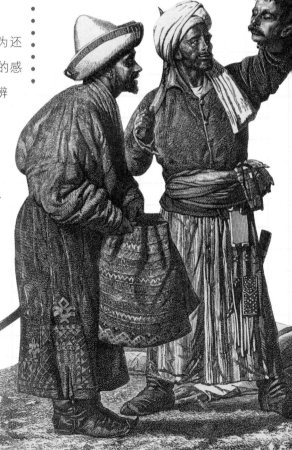

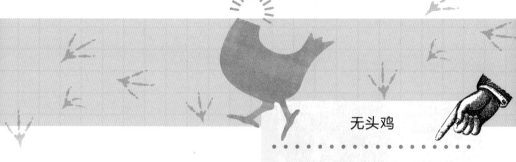

无头鸡

神奇的无头鸡 Mike1945 年在科罗拉多州的一个农场被斩首后还生活了18 个月。它的头被砍下来后，身体开始四处奔跑。鸡的主人劳埃德·奥尔森一夜之间把尸体放进一个盒子里，但第二天早上再去查看时，他大吃一惊，"那该死的东西还活着"，他回忆道。奥尔森的孙子特洛伊·沃特斯复述了这个故事。犹他州大学对这只鸡进行了测试，并开具了一份健康证明，证实了这只无头鸡所能达到的最健康的状态。沃特斯用滴管将食物直接滴入无头鸡 Mike 开放的食管中来饲养它。在巡回演出过程中，无头鸡 Mike 又为它的主人赚了一笔钱。这只鸡最终于 1947 年在凤凰城一家汽车旅馆的房间里窒息而死。

斩首时会发生什么？

这些故事是真的吗？当头与身体分离时，循环就会停止（几秒钟后，血液会从脖子上的颈动脉喷出来）。从大脑不再与心脏相连的那一刻起，新鲜的含氧血液就不会再到达大脑，但是已经在大脑中的血液可能会保持氧合几秒钟，所以从理论上讲，人可以在那段时间保持清醒。

和往常一样，实验室中老鼠一直是研究斩首的牺牲品。2011 年，荷兰奈梅亨大学进行的一项实验记录了老鼠大脑中的脑电波活动。研究人员将老鼠头部连接到脑电波测量机上，然后切断头部。脑电波测量机记录的脑电波活动水平说明在老鼠死亡后意识（可能是意识思维）存在时间大约为 4 秒。虽然时间不太长，却足以让人感觉不舒服。

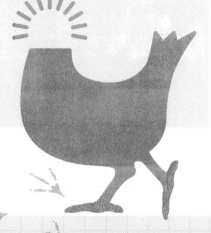

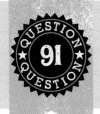

最好的保存尸体的方法是什么?

最好的保存尸体的方法取决于尸体的用处。是保持良好的状态以进入宗教世界的特定来世，还是寄希望于人类发现如何战胜死亡后，探索复活的可能性?

妥善保存

将尸体木乃伊化已经实践了几千年，最著名的是古埃及人。如果想带着保存完好的外表去来世，这是一个很好的选择，但对于顶级的保存，内脏器官需要被移除。在去除内脏后，用葡萄酒将身体冲洗干净，再用香料装饰，然后放入厚厚的盐层中晾干。至于器官保留，在泥炭沼泽中自然木乃伊化可能是最好的选择。1950年，在丹麦发现的图伦男子的遗骸保存得很好，发现他的泥煤切割工起初认为尸体是刚被埋葬的，实际上已经埋葬了大约2000年。与古埃及干燥的木乃伊不同，泥炭尸体看起来更容

易辨认，因为它们的软组织以及皮肤和骨骼保存在极度酸性而且几乎不含氧气的环境中。

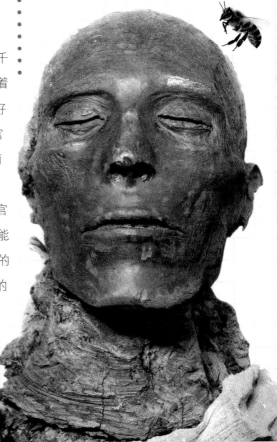

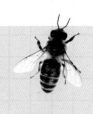

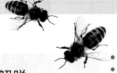

甜蜜的解脱

没有哪一种尸体保存技术比用蜂蜜保存尸体的方法更令人称奇，这项技术记录于《本草纲目》中。《本草纲目》是16世纪李时珍编写的一部全面的中国古代医药著作。书中介绍了一种关于骨折的治疗方法，伤者可以通过吃一小块蜜渍的人体残片实现骨头修复。正如书中记载的那样，在被蜜封对象（通常是年长的圣人）还活着的时候，仅仅食用蜂蜜，并维持一个惊人且漫长的过程。当他们死去后（肯定患有糖尿病，因为饮食中的含糖量高），身体会被浸泡在巨大的装满蜂蜜的罐子里长达一个世纪，等到身体成为小而珍贵的碎片时才被取出。

尸身不腐

弗拉基米尔·伊里奇·列宁可能是尸身不腐的代表人物之一，在他去世90多年后，这位苏联前领导人的遗体状态依旧出色，而且实际上还在持续改进，包括每年重新进行防腐和化妆大修处理。

在供公众瞻仰之前，需要进行的准备工作包括将遗体长时间浸泡在甲醛、甘油和过氧化氢等化学物质中。同时，替换一些碎片，并添加人造头发和睫毛。在遗体接受公众瞻仰过程中，衣服之外还要覆盖薄薄的橡胶外套，以保持化学物质紧贴皮肤。

冷冻起来

这不是迪斯尼童话，而是一种科学方法——低温学方法，即冷冻尸体，希望尸体能在未来复活。人死亡后，身体会被浸入冰水中，以尽快降低身体温度。接下来，将体内血液排出后，注入防冻液，然后将身体冷冻起来，并在接下来的两周内进一步冷冻，直到温度低至−195.6℃，之后将身体储存在液氮中，以等待科学进步能使尸体复活或进行克隆。

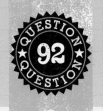

死亡是每个生物的常态吗?

70岁可能是《圣经》给人类生命设下的上限,而许多其他常见的动植物的寿命要短很多。如果我们开阔视野,就可以发现一些出乎意料的事实。

像水熊虫一样坚韧

水熊虫是一种生活在各种主要潮湿之地的小型动物,人类给它起了这样一个卡通的名字,如果把它们放在显微镜下,看起来就像口袋妖怪。想要看清楚水熊虫,我们不得不借助显微镜,因为数千种水熊虫极少有身长超过1mm的。但它们憨态可掬的外表(坚实的身体、被挤压的脸和8条有爪脚的腿,所有这些特征拼凑在一起完美诠释了它的俗称——水熊或苔藓小猪)常常给人们造成误导,其实,水熊虫是世界上最坚韧的生命形式之一。虽然它们喜欢潮湿的生存环境(许多种水熊虫生活在河流或湖泊底部的沉积物中),但实验证明,它们在各种各样的栖息地和环境中几乎都是坚不可摧的(它们甚至能在太空旅行中

幸存下来)。水熊虫的一个独特本领是自我脱水,可以使代谢过程急速停止,以达到一种濒死状态,称为隐生现象,这样可以帮助它们无限期地存活下去,直到生存条件得到实质性改善。

实现不朽

其他不会死亡的怪异生物还有灯塔水母,它是一种不朽的水母,可以越长越年轻。对于我们大多数人来说,生育仅是最终通过死亡之路上的一个起始。但灯塔水母却可以通过繁殖实现永生,能够从成熟阶段恢复到幼虫阶段。然

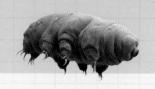

后，它又一次长大，周而复始，令人厌倦。

不死之身

病毒进入永生名单可能不那么令人信服，因为长期以来关于病毒是不是生命形式的科学争论从未停止。有些人认为它们只是化学物质的排列，但当病毒劫持细胞并活跃起来时，它们就会挑战这个定义。这些被劫持的细胞（当它们无意中成为病毒的家时被称为宿主）受到全面接管，病毒将诱导它们复制自己的DNA或RNA以制造更多的病毒，这就是来自所谓的化学物质的智慧。

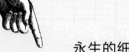

永生的细胞

作为多细胞有机体的生存是一回事，那么细胞水平的生存呢？《不朽的亨丽埃塔·莱克斯》一书记载了莱克斯在 1951 年死于宫颈癌后的惊人遗产。她本人不知道，日后她的主治医生会因此陷入伦理道德的困境。在接受约翰·霍普金斯医院的放射治疗时，医生从她的癌症肿瘤中取出了细胞，并随后用于实验室研究。研究人员乔治·奥托·盖伊注意到莱克斯的细胞生命力似乎特别旺盛，超过了所有其他细胞样本，所以他通过原始细胞培养了一系列新细胞，并以亨丽埃塔·莱克斯英文名和姓名前两个字母组合命名为 HeLa 细胞株。在莱克斯去世近 70 年后，HeLa 细胞株已成为真正的不朽，它们仍然活跃，在世界各地的实验室中都有它们的身影。

> **❝**节肢动物是世界上最坚韧的生命形式之一，它们的一个独特天赋是自我脱水，使代谢过程急速停止。**❞**

人体能成为好的肥料吗？

你想过如何安置死后的身体吗？传统的土葬和火葬都不太利于环保，可能会在很长一段时间里污染环境。

土葬还是火葬？

如果选择传统的土葬，将伙同金属和木材以棺材的形式入土为安，还会带下去所有随之而来的废物，尤其是数百万加仑的固定液（通常是甲醛、甲醇和其他溶剂的混合物），这些液体用于阻止等待埋葬的尸体腐烂。当棺材腐烂后，这些固定液会对周围土壤中大部分自然生命造成危害。那么火葬呢？这是相对环保的解决方案吗？当然不是。尸体在非常高的温度下焚烧，会向大气中释放大约540磅二氧化碳，并且余下的骨灰也无法再作为肥料，随后的撒骨灰仪式只是象征性的。

生态墓地

如果不想以两种传统的方式料理后事，那么对地球的营养价值如何体现？绿色埋葬不使用防腐液（绝大多数林地或绿色埋葬地点都严格禁止使用），人的遗体将被埋在一个由卡片、竹子、香蕉叶、柳条或柳树等材料制成的生态棺材里，它比传统的木制棺材腐烂得更快。大多数生态墓地不使用墓碑，却能为死者家属提供植树或种花的机会。生态墓地的宗旨是提供一处宁静的、森林式的安息之所用于参观和哀思。甚至还有正在研发中的生态舱，形状酷似鸡蛋，可以直接埋在一棵小树的根部之下。这个理念是将树根和生态舱融合在一起，人的身体会直接充当树的肥料。

堆肥入土

然而，有人认为人体充满了美好的东西，与目前最绿色的葬礼相比应该直接堆肥入土。例如，华盛顿州的一个小的先驱组织"再次回归"正在研究一种办法，即在可重复使用的小舱内使用传统的混合肥料生产法将人体变成真正意义上的土壤。该组织称，在不使用任何污染环境的化学物质的前提下，尸体可以在30天内转变为土壤，并且目前该组织正在计划一个试点项目。堆肥入土可能是绿色环保殡葬服务行业的未来发展方向。

洗一洗：绿色循环

如果不想让自己的身体被掩埋或燃烧，可以选择一种现代的替代方法——碱性水解，将身体溶解。这是相当新的技术，目前仅在加拿大的部分地区和美国的一些州合法化。它就像洗衣机一样工作：遗体被放置在一个大的、加压的水箱里，然后将装满氢氧化钾和水的高碱性混合物，加热到300℃，经过长达4小时洗涤后，最后只剩下清洁的、分离的骨头，溶液完全溶解了肌肉和结缔组织。

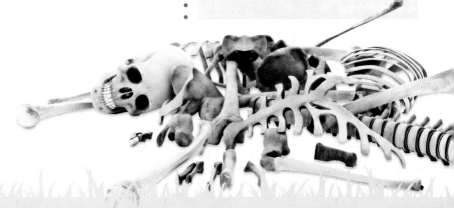

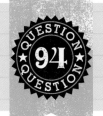

DNA被"降解"是什么意思？

1993年上映的科幻冒险电影《侏罗纪公园》大获成功，它向主流大众抛出了一个以往只有科学家才会思考的问题：我们真的能用保存下来的恐龙DNA制造出一只新的恐龙吗？

DNA 被破坏了

从琥珀中的昆虫身上提取恐龙血液，这个想法听起来很大胆，但它实际上是基于与这部电影同时代的一系列实验和发现。虽然一些科学家声称他们已经成功地提取了1.2亿年前的恐龙DNA，但这些说法的真伪逐渐被披露出来。虽然DNA在分子层面上是巨大的，但至少在化学层面上是简单的，它依赖于许多链接，而这些链接会随着分子的老化而断裂。当足够多的链接断裂时，DNA便在技术层面上失效了。海伦·皮尔彻，一本关于灭绝的新科学的科普书作者，做了一个形象的比喻："这好比试图只用几块积木和盒子上的图片就想搭建本由5195个组件拼装成的乐高星球大战千年隼号。"活着的生物一旦死亡，它的DNA就容易遭到破坏。它会受到来自与其接触的其他生物的酶的影响，同时，氧气、水和阳光也会破坏DNA中关键的双螺旋结构。

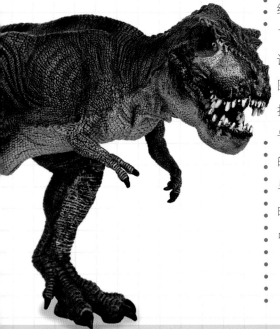

古老，但依然可用

那么，科学家们预计DNA可以存活多久呢？2012年，澳大利亚科学家进行了一项研究，他们从一只巨型灭绝鸟类恐鸟的骨骼中提取出DNA，分析表明，它的"半衰期"为521年（这意味着这只鸟类恐龙死后521年，它的一半DNA链接仍然完整）。经过复杂的数学运算，研究人员得出结论：剩下的一半DNA链接的一半还需要521年才能降解，再剩下的一半DNA链接的一半也需要521年才能降解，依此类推，由此计算出DNA链接完全销毁需要680万年。如果这个计算是正确的，意味着我们在周围的样本中找到100万年前的能用的DNA并非不可能。

DNA的困境

最初，个人独特的DNA指纹被视为是一颗神奇的子弹，可以使刑事犯罪无处遁形。第一次通过DNA指纹技术分析破获刑事案件（唐·艾希渥斯，一名英国青少年被谋杀）发生在1986年。随着DNA测试的发展越来越复杂，根据少量的DNA存在很难明确地证明什么。例如，人们发现，在洗衣机运转过程中，有可能将DNA从一件衣服转移到另一件衣服上，这是一个普通人就可能做到的完全混淆DNA的过程。现在，微量的DNA就可以被精确地识别出来，同样，它们也可以被轻易收集，例如在零钱上传递。无论未来如何，似乎可以肯定的是，DNA证据在未来将变得更加扑朔迷离。

人体的所有器官组织会在同一时间死亡吗?

如果死亡是瞬间发生的可能会令人稍感欣慰，但实际上人体从生到死的状态转变是需要一点时间的。心脏停止跳动后，含氧血液停止循环，因此，最依赖它的细胞首先死亡。

内部机密大曝光

人体的内脏细胞死亡得很快（这就是为什么在死亡后30分钟内摘取肾脏或肝脏用于器官移植至关重要），而皮肤细胞却可以存活很久。如果死者生前确定为皮肤捐献者，而不是肾脏捐献者，医生会有长达12小时的处理时间。

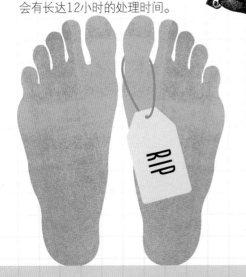

隧道尽头的光明

为什么很多从死亡线上挣扎回来的人说，在濒临死亡的那一刻能感觉到明亮的光线？这种现象有科学的解释。人的大脑是人死亡后身体中最后关闭的器官之一，当它缺氧后，在人失去意识之前会产生一种副作用，即隧道视觉。当人陷入昏厥时大脑突然关闭，效果可能非常像穿过隧道走向光亮。

为什么死尸闻起来这么难闻?

那种腐败的可怕气味源自一种化学混合物，绝大部分是由尸体滋生的细菌产生的。其中最难闻的两个罪魁祸首是死后体内氨基酸降解产生的腐胺和尸胺。一名实验室工作人员打趣道："腐胺和尸胺一起扑面而来，你也会沾染味道，闻起来就像一具尸体，足以确保在僵尸肆虐的末日中以假乱真地活下来。"

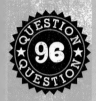

QUESTION 96 QUESTION

自动售货机比鲨鱼更致命吗？

几年前，在波士顿新英格兰水族馆的"鲨鱼-射线坦克"场馆里，游客评论中提到了这一比较，于是互联网上到处都是这种问题。据统计分析人士证实，事实确实如此。

日常的危险

自动售货机平均每年杀死两名美国人，而鲨鱼每两年造成一名美国人死亡（甚至鲨鱼袭击造成的全球死亡人数也只是每年4~6人）。

自动售货机不会主动发起攻击，这千真万确，但它们的平均重量900磅，可以倾斜翻倒。在少数致命的事故中，通常是自动售货机在客人付了钱后并未成功弹落零食，于是被猛推和晃动，试图让其恢复工作。不幸的是，售货机向前倒了下来，并砸到了人。然而，要想死于鲨鱼之口，你不仅要前往海滩，而且要在海里游泳。所以不能这样比较。

死亡原因：出乎意料

佐治亚州亚特兰大的疾病控制和预防中心保存着美国人死亡原因记录。除了自动售货机造成的死亡，这些记录还包括其他死亡原因的统计数据，我们得以看到许多出乎意料的意外事件。1999—2014年，有1413人（平均每年超过94人）死于从树上跌落，而动力割草机的致死人数为951人（平均每年超过63人）。所以，我们要小心使用割草机，小心爬树，甚至小心使用自动售货机，这三件事都比鲨鱼危险得多。

人死后头发还会继续生长吗?

许多鬼故事都取材于此,尤其是M.R.詹姆斯令人毛骨悚然的《波因特先生的日记》以棺材结尾,"满满都是头发"这个情节反复出现在故事中。那么,人死后头发会继续生长吗?如果是真的,它会长多长?

问题的根源

人死后头上的头发(以及下巴和脸颊上的胡子和鬓毛)也会随之死亡,因为每根头发上唯一的生长区域是毛囊底部。在头发扎根于头皮的地方,每根头发都有许多能够生长的蛋白质细胞,这些细胞的活性依赖于身体燃烧葡萄糖产生的能量,而葡萄糖的供应取决于循环中的氧合血液。当人的心脏停止跳动后不久,循环也停止了,所以头发只能在心脏停止跳动和循环停止之间的很短时间内继续生长。

人死后指甲还会生长吗?

指甲也经常被写进鬼故事里。人们经常说,人死后,它们也会继续生长。这当然不是真的,和头发一样,手指甲和脚指甲需要含氧血液来保持生长。然而,人死后皮肤会变得干燥,进而导致角质层开始在指甲床上萎缩。这可能会给人造成一种假象,即指甲在人死后还在继续生长。

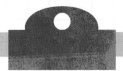

死亡及其之后的事情

小测试

人死后不再有意识，但人的遗体上仍会发生很多事情。通过下面测试来检测一下你对死后事实的了解程度吧。

问题

1. 哪个古埃及神负责称量人类的灵魂？

2. 如果人死之后遗体通过蜂蜜封存，会发生什么？

3. 尸体焚烧过程会平均释放多少二氧化碳？

4. 非替定碱、腐胺、尸胺，这三个术语中哪两个是真的，哪一个是虚构的，两个真实的术语指的是什么？

5. 为什么丽埃塔·莱克斯在世界各地的科学实验室里被铭记？

6. 水熊虫的两个俗称叫什么？

7. 神奇的无头鸡Mike有什么不寻常之处？

8. DNA能存在多久？

9. 人死之后多长时间内，捐赠的肝脏需要被取出？

10. 在全球范围内，每年有10人死于鲨鱼袭击，是真还是假？

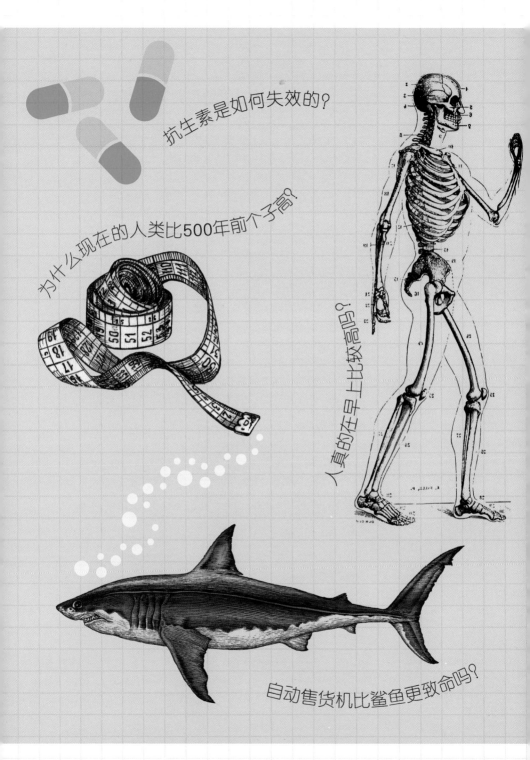

抗生素是如何失效的?

为什么现在的人类比500年前个子高?

人真的在早上比较高吗?

自动售货机比鲨鱼更致命吗?

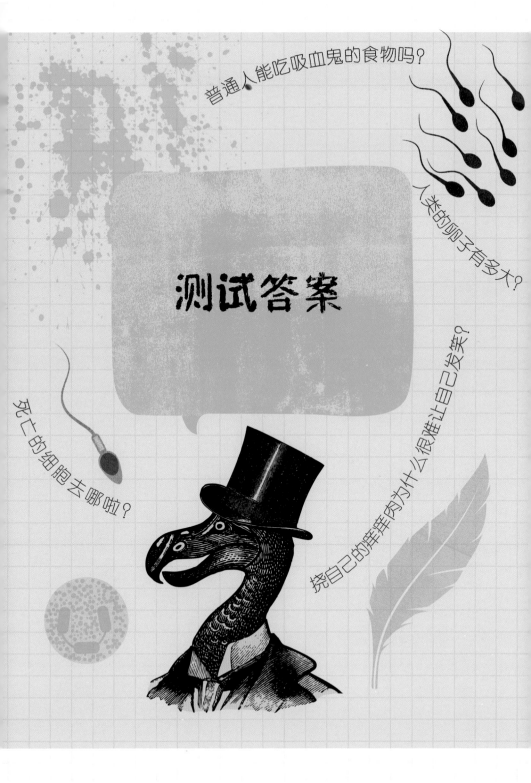

普通人能吃吸血鬼的食物吗？

人类的卵子有多大？

测试答案

挠自己的胳肢窝为什么很难让自己发笑？

死亡的细胞去哪啦？

测试答案

01 出生及之前的故事

1. 头臀长。

2. 94块。

3. 是的。

4. 假的。人类的卵子大约是精子大小的16倍

5. 必须通过一个很窄的通道生下幼仔。

6. 假的。松弛素是一种激素，使肌肉和韧带在怀孕时更有弹性。

7. 阿波罗。

8. 确保人们在排队时优先考虑她。

9. 新生儿第一次排出的粪便。

10. 九月。

02 最快、最大、最长、最强

1. 假的。

2. 是的。

3. 大脑。

4. 肝脏。

5. 脱落的人体皮肤细胞构成了大量的室内灰尘，含有一种叫作角鲨烯的油，它能吸收污染物臭氧。

6. 一种额外的感觉器官，位于许多哺乳动物的鼻子内，特别是狗。

7. 更高。

8. 神经系统。

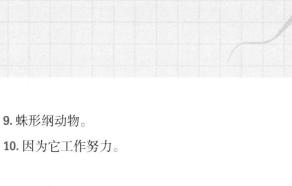

9. 蛛形纲动物。

10. 因为它工作努力。

03　历史上的身体

1. 矮个子。

2. 丹尼索瓦人。

3. 真的。

4. 据说是纽扣。

5. 黑猩猩和老鼠。

6. 查理六世国王。

7. 北方邦。

8. 假的。

9. 无益。

10. 没有化石证据表明人们曾经生活在水中。

04　时尚的身体

1. 因为几个世纪以来，时尚而出身高贵的日本女性一直把牙齿染成黑色。

2. 眼白用文身墨水着色。

3. 防止骑手的脚从马镫上滑落。

4. 金莲。

5. 服装面料和壁纸（有时牙膏也是）。

6. 真的。

7. 皮埃尔-约瑟夫·德索。

8. 有助于将异物从眼睛里移除，并控制眼球周围的空气流动。

9. 假的。

10.古巴式鞋跟。

05 身体内部的奥秘

1. 低钠血症。

2. 2/3。

3. 二氧化碳、硫化氢、甲烷。

4. 黄瓜。

5. 细胞凋亡。

6. 2~4磅。

7. 错误。

8. 薄壁突起。

9. 肠道微生物潜在的医学应用。

10. 一天中较短时间段内进食。

06 突发事件

1. 玛丽·安托瓦内特。

2. 吸血蝙蝠的唾液里。

3. 查尔斯·狄更斯和尼古拉·果戈理。

4. 爱尔兰。

5. 霍雷肖·纳尔逊上将。

6. 因为真空环境使血液的沸点降至人体自然温度之下。

7. 刚果民主共和国。

8. 良性应激反应。

9. 假的。

10. 通感。

07 大脑的奥秘

1. 拥有超级记忆。

2. 他创造了卡通人物"神奇女侠"。

3. 多巴胺。

4. 对疼痛的先天性不敏感。

5. 大脑会在眼皮睁开和闭上时分别对眼前视图进行快照，然后弥合两者之间的短暂间隔。

6. 不是。

7. 有可能。

8. 产生自然的方向感。

9. 是的 。

10. 睡眠者在做梦。

08 因果关系

1. 错。眼泪有3种：基础眼泪、反射性眼

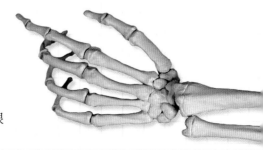

泪和情感眼泪。

2. 不能。

3. 3~4天。

4. 稳定生命体。

5. 假的。

6. 因为他们还没有完全合成黑色素，这种色素可以"修复"他们的眼睛颜色。

7. 肥胖者气道中的脂肪沉积部分阻碍了空气进出肺，导致一个不均匀的波纹管模式，进而形成打鼾。

8. 不完全是。

9. 中等挠。另外两个术语指挠痒的类型。

10. 它可以帮助外科医生集中精力。

09　健康与疾病

1. 无用，最好用普通海水冲洗。

2. 这是一个警报系统，警告人们有东西在伤害我们的身体。

3. 1976年。

4. 在头骨上钻一个洞。

5. 埃塞俄比亚。

6. 屏幕发出蓝光，干扰褪黑激素的产生。

7. 黑死病。

8. 通过病人的个人DNA图谱进行个性化医疗的研究。

9. 有机食品对健康的好处没有得到证实，而当地生产的食品不会有"食物英里"的环境负担，而且也可能更新鲜。

10.丙烯酰胺是一种化学物质，当淀粉食品在高温下烹饪或油炸时会自然形成。

10　死亡及其之后的事情

1. 长着胡狼头的阿努比斯。

2. 形成用于治疗骨折的人体碎片。

3. 540磅。

4. 腐胺和尸胺是真实存在的，非替定碱是杜撰的。指的是死尸中氨基酸分解产生的具有强烈气味的化学物质。

5. 因为她的细胞寿命很长。

6. 水熊和苔藓小猪。

7. 它的头被砍掉后活了18个月。

8. 680万年。

9. 在30分钟内。

10.假的。每年鲨鱼杀死4~6人。

索引

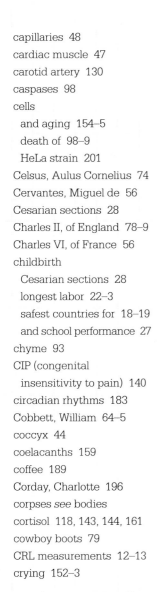

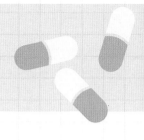

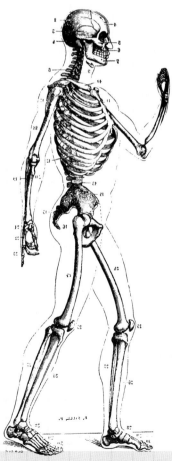

引用及出处

12 © Roman Samokhin | Shutterstock, © Maks Narodenko | Shutterstock, © Kyselova Inna | Shutterstock • 13, 32, 62, 93, 97, 106, 119 © Everett Collection | Shutterstock • 14 © PIXOLOGICSTUDIO | SCIENCE PHOTO LIBRARY • 15, 100, 153 © Morphart Creation | Shutterstock • 15 © Wellcome Collection • 16 © artemiya | © pterwort | Shutterstock • 18 © Toranico | Shutterstock • 19 © chrupka | Shutterstock, © Nativector | Shutterstock • 20 © StudioSmart | Shutterstock, © GagliardiImages | Shutterstock • 21, 26, 34, 35, 78 © Hein Nouwens | Shutterstock, © Martial Red | Shutterstock • 22, 128 © INTERFOTO | Alamy • 23 © Iakov Filimonov | Shutterstock, © Elena3567 | Shutterstock • 24 © Lucky Team Studio | Shutterstock • 27 © Tropper2000 | Shutterstock • 28 © Fricke Studio | Shutterstock, © Wellcome Collection • 32 © Fresh_Studio | Shutterstock • 33 © Wellcome Collection • 35 © Brian Goff | Shutterstock • 36 © Kerstin Schoene | Shutterstock • 38 © optimarc | Shutterstock • 39 © Diana Taliun | Shutterstock, © Sebastian Kaulitzki | Shutterstock • 40 © Lightspring | Shutterstock • 41 © Sebastian Kaulitzki | Shutterstock, © CokGen | Shutterstock • 42 © oksana2010 | Shutterstock • 43 © Pictorial Press | Alamy • 44 © Intarapong | Shutterstock, © Radu Bercan | Shutterstock • 45, 59 © Eric Isselee | Shutterstock • 46 © Morphart Creation | Shutterstock • 47 © Juergen Faelchle | Shutterstock • 48 © newelle | Shutterstock • 52 © Sebastian Kaulitzki | Shutterstock • 53 © Wellcome Collection • 54 © MIKHAIL GRACHIKOV | Shutterstock, © Classic Image | Alamy • 55 © TY Lim | Shutterstock • 56 © Hulton Archive / Stringer | Getty Images • 57 © Iaroslav Neliubov | Shutterstock • 58 © weter 777 | Shutterstock • 59 © andriano.cz | Shutterstock • 60 © Salvador Aznar | Shutterstock • 61 © Iakov Filimonov | Shutterstock, © RetroClipArt | © 63 © I WALL | Shutterstock • 65 © Alice Nerr | Shutterstock, © Baimieng | Shutterstock • 66 © PO11 | Shutterstock • 67 © Moriz | Shutterstock • 68 © Danussa | Shutterstock • 72 © altug kaymaz | Shutterstock • 73 © Rawpixel.com | Shutterstock, © marcinm111 | Shutterstock • 74 © Wellcome Collection • 75 © Brian Goff | Shutterstock, © Wellcome Collection • 76 © Pictures Now | Alamy • 77 © Cube29 | Shutterstock • 78 © Lotus Images | Shutterstock • 79 © Michael Kraus | Shutterstock • 80 © bigjom jom | Shutterstock • 81 © Wellcome Collection, © designerx | Shutterstock • 82 © imagehub | Shutterstock, © Zonda | Shutterstock • 83 © Oleg Golovnev | Shutterstock • 84 © Robyn Mackenzie | Shutterstock • 85 © Preto Perola | Shutterstock • 86 © koya979 | Shutterstock, © Fabio Pagani | Shutterstock • 90 © Alexander_P | Shutterstock • 91 © Vitaly Korovin | Shutterstock, © Mariyana M | Shutterstock • 92 © Nadin3d | Shutterstock • 94 © decade3d | Alamy • 95 © Kindlena | Shutterstock, © Maisei Raman | Shutterstock • 96 © Mountain Brothers | Shutterstock • 97 © etcberry | Shutterstock • 98 © Science History Images | Alamy • 99 © WhiteDragon | Shutterstock, © dimpank | Shutterstock • 101 © Jes2u.photo | Shutterstock, © nikiteev_konstantin | Shutterstock • 102 © Natykach Nataliia | Shutterstock, © Lightspring | Shutterstock, © nemlaza | Shutterstock • 103 © SKARIDA | Shutterstock, © Julia Sudnitskaya | Shutterstock • 104 © Science Photo Library | Alamy • 110 © Photo 12 | Alamy • 111 © Nik Merkulov | Shutterstock, © Nathapol Kongseang | Shutterstock • 112 © Potapov Alexander | Shutterstock • 113 © Maxx-Studio | Shutterstock • 114 © Wellcome Collection • 115 © Andrew Mayovskyy | Shutterstock, © evenfh | Shutterstock • 116 © shaineast | Shutterstock • 117 © leolintang | Shutterstock • 118 © StockSmartStart | Shutterstock • 119 © Oleh Markov | Shutterstock • 120 © Dima Zel | Shutterstock • 122 © Shutterstock • 123 © John_Dakapu | Shutterstock • 124 © Henri et George | Shutterstock • 129 © xpixel | Shutterstock, © Hurst Photo | Shutterstock, © Aleks Melnik | Shutterstock • 130 © kelttt | Shutterstock • 131 © Rawpixel.com | Shutterstock • 132 © omyim1637 | Shutterstock, © gutsulyak | Shutterstock • 133 © Lisa F. Young | Shutterstock • 134 © Granger Historical Picture Archive | Alamy • 135 © Viktoriia_M | Shutterstock • 136 © Haslam Photography | Shutterstock • 137 © Andrey_Kuzmin | Shutterstock, © Kate_gr | Shutterstock • 138 © Andrei Zveaghintev | Shutterstock • 139 © fusebulb | Shutterstock, © Florilegius | Alamy • 141 © Channarong Pherngjanda | Shutterstock • 142 © World History Archive | Alamy • 144 © Martial Red | Shutterstock, © Banana Oil | Shutterstock • 145 © Old Paper Studios | Alamy • 146 © Somchai Som | Shutterstock • 150 © Aprilphoto | Shutterstock, © Arcady | Shutterstock • 151 © Sangaroon | Shutterstock, © Artur Balytskyi | Shutterstock • 152 © jmcdermottillo | Shutterstock • 154 © martan | Shutterstock • 155 © Natalypaint | Shutterstock • 156 © Gang Liu | Shutterstock • 157, 195 © Vladimir Konstantinov | Shutterstock • 158 © Uncle Leo | Shutterstock • 159 © Catmando | Shutterstock • 160 © blambca | Shutterstock • 162 © Marzolino | Shutterstock • 163 © pavlematic | Shutterstock • 164 © Artur Balytskyi | Shutterstock • 165 © Vitalinka | Shutterstock • 166 © Stock Up | Shutterstock • 170 © Patrick Jennings | Shutterstock • 171 © StudioSmart | Shutterstock, © Jiri Vaclavek | Shutterstock • 173 © BigBlueStudio | Shutterstock • 174 © Holla Wise | Shutterstock • 175 © akr11_ss | Shutterstock • 176 © grmarc | Shutterstock • 177 © Zonda | Shutterstock • 179 © Baimieng | Shutterstock • 180 © Bahadir Yeniceri | Shutterstock • 181 © Everett Historical | Shutterstock • 182 © Twin Design | Shutterstock • 183 © anthonycz | Shutterstock • 184 © xpixel | Shutterstock, © Wellcome Collection • 185 © Vladimir Konstantinov | Shutterstock • 186 © Valentina Rusinova | Shutterstock • 187 © hacohob | Shutterstock • 188 © aliaksei kruhlenia | Shutterstock • 189 © Sascha Burkard | Shutterstock, © Ramon L. Farinos | Shutterstock • 190 © Titov Nikolai | Shutterstock • 194 © visivastudio | Shutterstock • 195 © Funny Elf | Shutterstock • 196 © Classic Image | Alamy • 197 © Zern Liew | Shutterstock • 199 © irin-k | Shutterstock • 200 © 3Dstock | Shutterstock • 201 © Alemon cz | Shutterstock • 202 © Bodor Tivadar | Shutterstock • 203 © Digital Storm | Shutterstock • 204 © Ton Bangkeaw | Shutterstock • 205 © Meranda19 | Shutterstock • 206 © Crystal Eye Studio | Shutterstock • 207 © Channarong Pherngjanda | Shutterstock • 208 © Eivaisla | Shutterstock •